老年人日常

LAONIANREN RICHANG

KANGFU TIAOLI

康复调理

重庆市成人教育丛书编委会 编

重庆大学出版社

内容提要

本书也是重庆市老年教育丛书中的一本，延续了这套书的风格，以关爱老年人的退休生活为主，希望老年人能够把退休生活过得更加精彩。本书分为四个部分，第一部分为老年人日常康复调理概论，第二部分为老年人日常康复调理基础知识，第三部分为老年人日常传统康复调理方法，第四部分为老年人日常其他康复调理方法。全书图文并茂，数字资源丰富，文字深入浅出，字号较大，比较符合老年人的阅读习惯。

图书在版编目（CIP）数据

老年人日常康复调理／重庆市成人教育丛书编委会
编． —— 重庆：重庆大学出版社，2022.9
　　（重庆市成人教育丛书）
ISBN 978-7-5689-3332-2

Ⅰ.①老… Ⅱ.①重… Ⅲ.①老年病—康复医学
Ⅳ.①R592.09

中国版本图书馆CIP数据核字（2022）第087887号

老年人日常康复调理

重庆市成人教育丛书编委会　编
责任编辑：王晓蓉　　版式设计：王晓蓉
责任校对：谢　芳　　责任印制：赵　晟

*

重庆大学出版社出版发行
出版人：饶帮华
社址：重庆市沙坪坝区大学城西路21号
邮编：401331
电话：（023）88617190　88617185（中小学）
传真：（023）88617186　88617166
网址：http://www.cqup.com.cn
邮箱：fxk@cqup.com.cn（营销中心）
全国新华书店经销
重庆升光电力印务有限公司印刷

*

开本：787mm×1092mm　1/16　印张：11　字数：124千
2022年9月第1版　　2022年9月第1次印刷
ISBN 978-7-5689-3332-2　定价：38.00元

本书如有印刷、装订等质量问题，本社负责调换

编委会

主　编：胡彦　鲁健

副主编：李志辉　陶宏胜

参　编：尹　练　游慧铌　杨　钦

　　国家统计局发布的 2021 年中国经济数据显示，我国 60 岁及以上人口 2.67 亿，占全国人口的 18.9%，老龄人口规模大、增长速度快。《中共中央关于制定国民经济和社会发展第十四个五年规划和二〇三五年远景目标的建议》提出"实施积极应对人口老龄化国家战略"，要把积极老龄观、健康老龄化理念融入经济社会发展全过程，要让每位老年人都能生活得安心、静心、舒心，实现广大老年人及其家庭对日益增长的美好生活的向往，让老年人"老有所养、老有所医、老有所教、老有所学、老有所为、老有所乐"是全社会共同的追求。

　　随着年龄的增长，老年人普遍存在机体功能衰退的现象，如器官老化、意识衰减、行动不便、血脉流通减缓、失聪失明、术后恢复慢等情况，日常康复调理已经成为老年人生活中重点关注内容。日常康复调理是在中医康复理论指导下，运用推拿按摩、热熨、熏洗、拔罐、刮痧、艾灸、运动、食疗等方法进行功能性恢复和机体调理，达到改善、延缓、减轻功能性障碍和延缓衰老的目的。老年人通过运动、锻炼、调理，有助于加快血液的循环，增强体质和免疫力；对常见的心、脑、肾等各个脏器生理功能减退，代谢功能紊乱，免疫功能低下，高血压、糖尿病、冠心病及运动障碍等各种慢性疾病起到预防和恢复效果。

本书共四个部分，第一部分：老年人日常康复调理概论，内容包括老年人日常康复调理简介，老年人生理、心理的主要特征，老年人日常康复调理的应用；第二部分：老年人日常康复调理基础知识，内容包括经络知识、穴位知识、手法知识、日常生活活动康复辅助器具；第三部分：老年人日常传统康复调理方法，内容包括推拿按摩、拔罐、刮痧、艾灸、热熨、熏洗；第四部分：老年人日常其他康复调理方法，内容包括运动康复调理、日常膳食营养调理。

为了方便老年人阅读，本书大量采用生活案例，贴近老年人生活实际；内容通俗易懂，让老年人愿学、爱学、乐学；版式设计新颖，图文并茂，符合老年人阅读习惯和审美取向。

本书主编为胡彦、鲁健，副主编为李志辉、陶宏胜，参编人员有尹练、游慧铌、杨钦。本书可作为中等职业学校、高等职业院校养老护理相关专业学生的专业选修教材，也可作为老年大学、社区学院、老年学习中心的老年人学习读本，供广大老年人阅读学习使用。

由于编者水平和研究资料有限，书中难免有不足之处，衷心希望广大教育工作者、有关方面专家及其他学习者能提出宝贵意见，便于我们修改完善。

重庆市成人教育丛书编委会

2022 年 3 月

目 录

第三部分　老年人日常传统康复调理方法

第四部分　老年人日常其他康复调理方法

参考文献

第一部分
老年人日常康复调理概论

　　健康是人的基本权利，也是人生的第一财富。老年人是全社会的宝贵财富，我国已进入老龄化社会，老年人的健康问题越来越受到社会的重视和关注，让老年人"老有所养、老有所医、老有所教、老有所学、老有所为、老有所乐"是全社会共同的追求。

　　中医是中华文明的瑰宝，提倡治"未病"、调节身体的阴阳平衡。康复调理是利用自然界物理因素作用于人体，产生有利的反应，对强健体魄、防病治病和延年益寿具有重要作用。因此，开展日常康复调理越来越受到老年人的普遍欢迎。

第一讲 老年人日常康复调理简介

随着年龄的增长，老年人普遍存在机体功能衰退现象，如器官老化、意识衰减、行动不便、血脉流通减缓、失聪失明、术后恢复慢等。

中医在疾病防治和特色康复中具有独特的优势，为国人健康事业作出了巨大的贡献，是世界医学科学史上的一颗明珠。在"非典"和"新冠"防治过程中，中医的临床应用让轻症患者的症状得到迅速缓解，救治了无数危重症患者，为我国乃至世界的疫情防控作出了独特而重要的贡献。

老年人日常康复调理是在康复理论指导下，运用推拿按摩、热熨、熏洗、拔罐、刮痧、艾灸、运动、食疗、辅助器具等方法进行功能性恢复或激活、调理机体的功能，改善、延缓、减轻一些功能性障碍和身体老化的情况，增强老年人的生活信心，提高生活质量。

一、老年人日常康复调理的意义

健康是指一个人在身体、精神和社会等方面都处于良好的状态。1989 年，世界卫生组织（WHO）提出"健康不仅是躯体没有疾病，还要具备心理健康、社会适应良好和有道德"。因此，现代人的健康内容包括躯体健康、心理健康、心灵健康、社会健康、智力健康、道德健康、环境健康等。健康是人的基本权利，是人生最宝贵的财富之一；健康是生活质量的基础；

健康是人类自我觉醒的重要方面；健康是生命存在的最佳状态，有着丰富深蕴的内涵。

　　健康是人类永恒的追求。老年化对正常身体各系统会产生明显的影响，老年人发生的常见功能障碍和症状，一定会影响老年人日常生活及活动能力，因此老年人进行日常康复调理是很有必要的。

　　日常康复调理在健康养老中发挥着重要作用，针对常见的心、脑、肾等各个脏器生理功能减退，代谢功能紊乱，免疫功能低下，高血压、糖尿病、冠心病及运动障碍等各种慢性疾病，可在中医理论指导下进行运动、锻炼、调理。合理适当的运动有助于血液的循环，增强体质，预防疾病的发生发展，减少并发症。老年人自我运动、自我锻炼、自我调理、自我康复，逐步增强免疫力、抵抗力和康复能力，既为社会减轻负担，也让老年人受益匪浅。目前，日常康复调理已经成为老年人生活中不可分割的一部分。

　　如今，养老模式以家庭养老、社区养老为主，老年人学习康复调理知识，能为自我调理奠定良好基础。老年人日常调理的方法很多，许多都简便易行，只要坚持练习，可以提高或改善人体生理功能，达到消除疲劳、预防疾病和延年益寿的效果。

二、老年人日常康复调理的主要方法

　　老年人普遍存在不同程度的身体机能老化、器官功能减弱、血行缓慢、反应迟缓、旧疾困扰、腰酸腿痛、眼部干涩、听力减弱、间歇性头痛以及患高血压、糖尿病、风湿性疾病等情况。基于此，开展老年日常康复调理，可起到一定的康复调理作用。

图1-1至图1-8所示为老年人日常康复调理的一些常用方法。

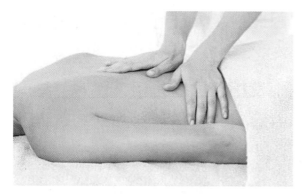

图1-1　按摩

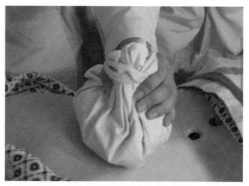

图1-2　热熨

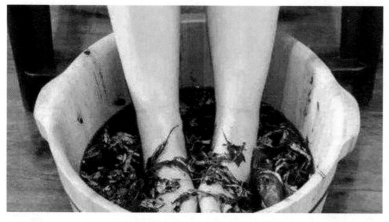

图1-3　熏洗

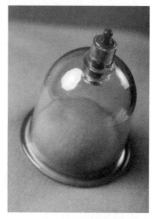

图1-4　拔罐

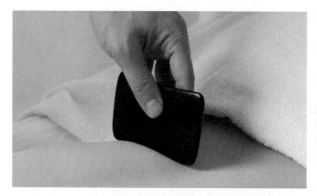

图1-5　刮痧

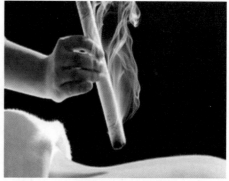

图1-6　艾灸

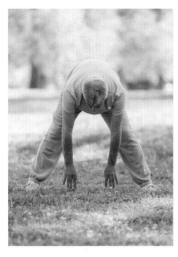

图1-7　运动

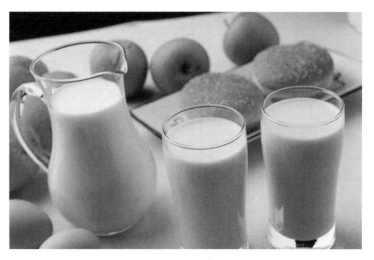

图1-8　食疗

第二讲　老年人生理、心理的主要特征

一、老年人的生理特征

随着年龄的增长，老年人机体各组织结构和器官功能逐渐衰退，包括视力下降、记忆力下降、味觉和嗅觉迟钝、动作协调性降低等。现从感知系统、肌肉骨骼系统、思维系统三大方面进行分析。

（1）感知系统。针对老年人的感知觉特征研究发现，60岁以上的老年人，各感知觉系统的结构和功能均发生老年退行性变化，尤其是视觉和听觉障碍的逐渐显现，影响老年人对周围环境信息的接收。

（2）肌肉骨骼系统。由于内脏功能衰退、肌肉萎缩，一般

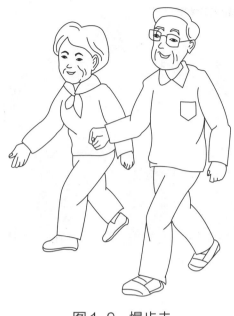

图1-9 慢步走

70岁老年人的肌肉强度仅相当于30岁时的一半，这导致老年人无法承受长时间的剧烈运动，一般是进行舒缓的运动（图1-9）。

（3）思维系统。老年人脑细胞开始减少，脑组织开始萎缩，神经传导的速度也较年轻时大幅降低，从而造成老年人出现普遍的动作缓慢、状态不稳、运动障碍、反应能力差的行动特征。

老年人的认知能力较年轻时有很大的变化，注意力和记忆力的衰退表现得尤为明显。

二、老年人的心理特征

老年人退休后的活动范围与工作时期相比大幅减少，社会交往从以同事为主变为以家人、邻居为主，加上生理变化的影响，其心理需求也相应地发生变化。老年人的心理特征主要有：心理安全感下降，适应能力减弱，出现失落感、自卑感、孤独感和空虚感等（图1-10、图1-11）。

（1）由于受到生理条件的限制，如短期记忆能力的衰退和思维能力的退化，老年人对新鲜事物的接受能力比较低，学习和理解一项新事物需要更长的时间，对社会和生活环境的适应能力减弱，也容易产生自卑情绪。

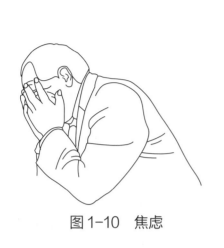

图1-10　焦虑

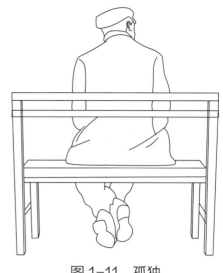

图1-11　孤独

（2）退休后老年人的生活社交圈子变得越来越窄小，对社会事件的参与度也越来越低；加上老年人生理机能的退化、社会角色的转变、家人沟通的缺乏、邻里关系的改变，这些因素都使得老年人很容易产生孤独感，并且经常容易感到自己被忽视，希望得到家庭、社会的关怀和认同。因此，在精神上会感到孤独和空虚，与时代渐渐有了脱节感。

第三讲　老年人日常康复调理的应用

一、适应证

日常康复调理除了适用于健康人群的保健外，也适用于亚健康人群的多种症状，还广泛用于保健、养生、减肥、戒烟等方面。

二、禁忌证

日常康复调理在下列情况禁止使用：

（1）严重皮肤病、烧伤、烫伤（图1-12）或皮肤破溃的人。

（2）年老体虚、极度衰弱，经不起轻微手法作用者。

（3）骨折或怀疑骨折的人（图1-13）。

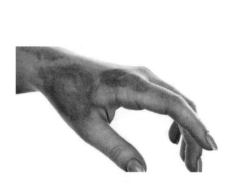
图1-12　烫伤

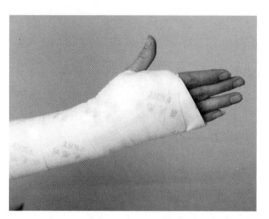
图1-13　骨折

（4）某些严重疾病，如严重的心肝肾病、恶性肿瘤、脓毒血症等。

（5）某些急性传染病、精神病、极度疲劳、醉酒后神志不清以及发烧者。

（6）某些感染性疾病，如骨髓炎、化脓性关节炎、脑脓肿等。

（7）各种出血症，如外伤出血、便血、尿血等。

（8）某些急性损伤，如脑或中枢神经的急性损伤、急性脊柱损伤、截瘫初期等。

三、注意事项

实施日常康复调理应注意以下问题：

（1）集中注意。细心体会机体在康复调理过程中的变化，及时调整方法。

（2）身心放松。要心平气和，做到身心都放松。

（3）坚持不懈。康复效果的显现需要一个阶段，要有信心和耐心。

（4）循序渐进。调理次数要由少到多，力量由轻渐重，穴位可逐渐增加。

（5）用力恰当。按照轻、缓为补的原则，根据体质确定方法和力度。

（6）注意保暖。冬天施术时，先将双手搓热，夏天不可将电扇、空调的风直对被操作者。

第二部分
老年人日常康复调理基础知识

第一讲　经络知识

中医认为，经络是运行气血、联系脏腑和体表及全身各部的通道，是人体功能的调控系统。经络是经脉和络脉的总称，是运行全身气血，联系脏腑形体官窍，沟通上下内外，感应传导信息的通路系统，是人体结构的重要组成部分。经络学是进行日常康复调理的基础，是中医学的重要组成部分。它源于远古，服务当今，在几千年的医学长河中，一直为保障中华民族的健康发挥着重要的作用。

头面部经络如图 2-1 所示。

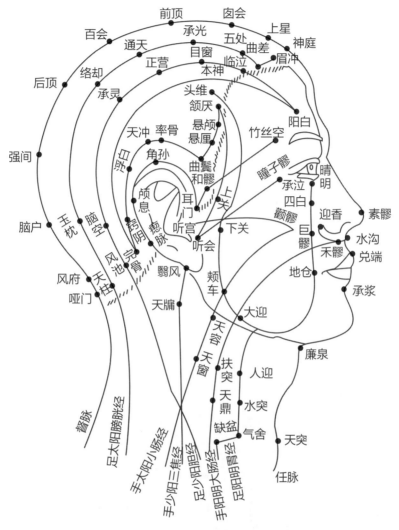

图 2-1　头面部经络

一、功能

（1）沟通表里上下，联系脏腑器官，形成一个有机的整体。

（2）通行气血，濡养脏腑组织，维持机体的正常生理功能。

（3）感应传导人体生理或病理变化，通过经络反映于体表。

（4）调节脏腑器官的机能活动，使之保持协调、平衡。

二、组成

经络包括十二经脉、奇经八脉、十二经脉、十五络脉等，这里主要介绍十二经脉和奇经八脉中的任、督二脉。

（一）十二经脉

十二经脉是经络系统的主体，包括手三阴经（手太阴肺经、手厥阴心包经、手少阴心经）、手三阳经（手阳明大肠经、手少阳三焦经、手太阳小肠经）、足三阳经（足阳明胃经、足少阳胆经、足太阳膀胱经）、足三阴经（足太阴脾经、足厥阴肝经、足少阴肾经），也称为"正经"。

1. 足太阳膀胱经（图 2-2）

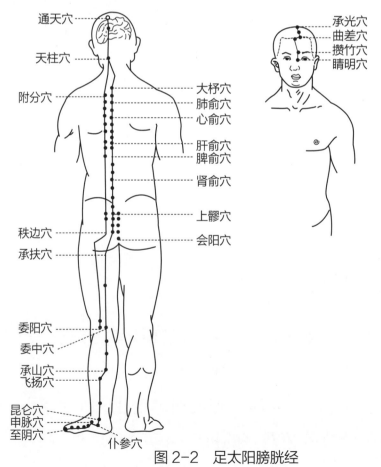

图 2-2 足太阳膀胱经

2. 足厥阴肝经（图 2-3）

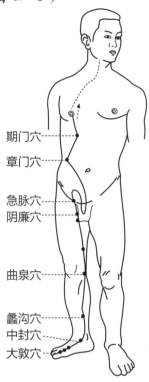

期门穴
章门穴
急脉穴
阴廉穴
曲泉穴
蠡沟穴
中封穴
大敦穴

图 2-3　足厥阴肝经

3. 足少阳胆经（图 2-4）

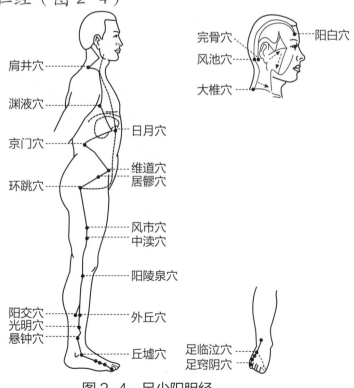

肩井穴
渊液穴
京门穴
环跳穴

日月穴
维道穴
居髎穴
风市穴
中渎穴
阳陵泉穴

阳交穴
光明穴
悬钟穴

外丘穴

丘墟穴

完骨穴
风池穴
大椎穴

阳白穴

足临泣穴
足窍阴穴

图 2-4　足少阳胆经

4. 手少阴心经（图2-5）

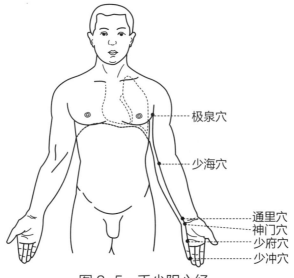

图 2-5　手少阴心经

- 极泉穴
- 少海穴
- 通里穴
- 神门穴
- 少府穴
- 少冲穴

5. 足太阴脾经（图2-6）

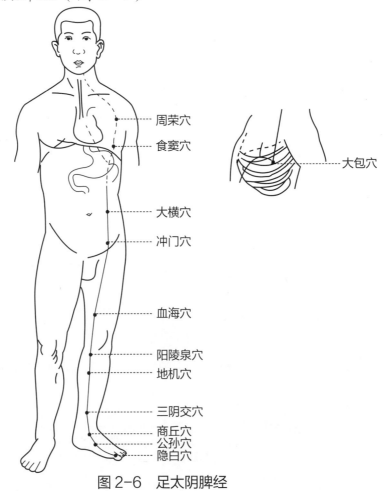

- 周荣穴
- 食窦穴
- 大包穴
- 大横穴
- 冲门穴
- 血海穴
- 阳陵泉穴
- 地机穴
- 三阴交穴
- 商丘穴
- 公孙穴
- 隐白穴

图 2-6　足太阴脾经

6. 手阳明大肠经（图 2-7）

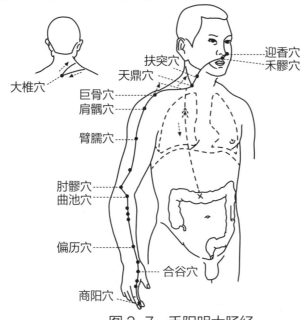

图 2-7 手阳明大肠经

7. 手太阳小肠经（图 2-8）

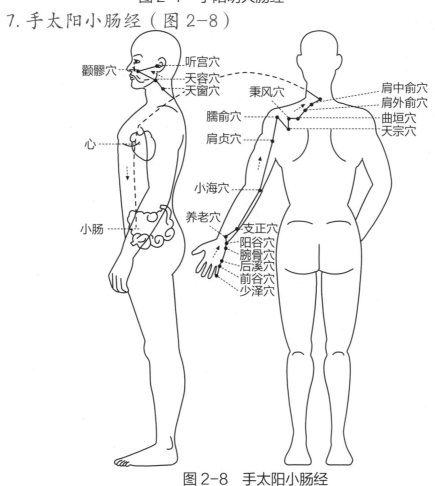

图 2-8 手太阳小肠经

8. 手太阴肺经（图 2-9）

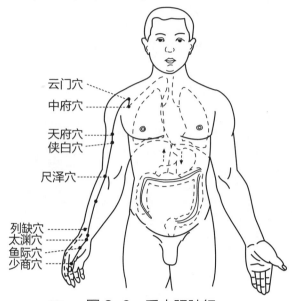

图 2-9　手太阴肺经

云门穴
中府穴
天府穴
侠白穴
尺泽穴
列缺穴
太渊穴
鱼际穴
少商穴

9. 足阳明胃经（图 2-10）

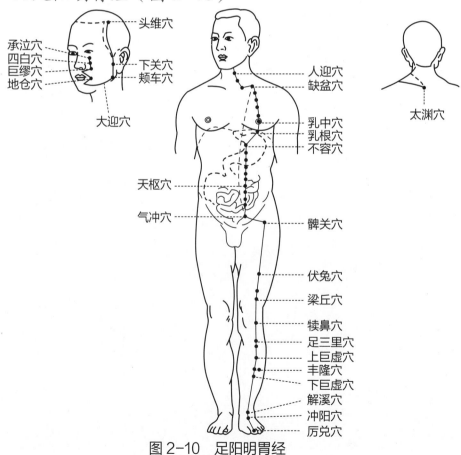

图 2-10　足阳明胃经

头维穴
承泣穴
四白穴
巨髎穴
地仓穴
下关穴
颊车穴
大迎穴
人迎穴
缺盆穴
乳中穴
乳根穴
不容穴
天枢穴
气冲穴
髀关穴
伏兔穴
梁丘穴
犊鼻穴
足三里穴
上巨虚穴
丰隆穴
下巨虚穴
解溪穴
冲阳穴
厉兑穴
太渊穴

10. 手厥阴心包经（图 2-11）

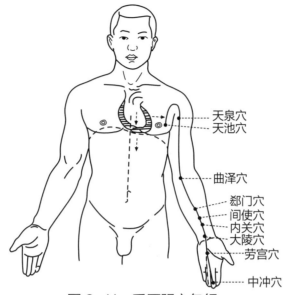

天泉穴
天池穴
曲泽穴
郄门穴
间使穴
内关穴
大陵穴
劳宫穴
中冲穴

图 2-11　手厥阴心包经

11. 足少阴肾经（图 2-12）

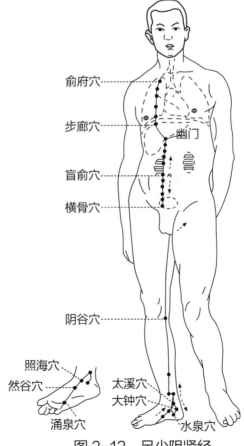

俞府穴
步廊穴
幽门
盲俞穴
横骨穴
阴谷穴
照海穴
然谷穴
太溪穴
大钟穴
涌泉穴
水泉穴

图 2-12　足少阴肾经

12. 手少阳三焦经（图2-13）

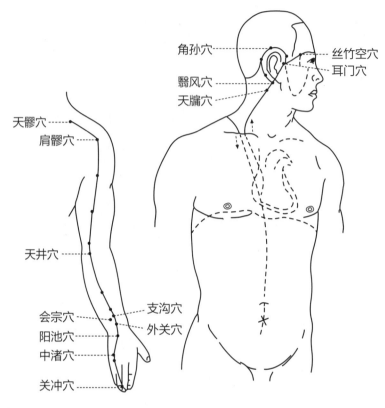

角孙穴

丝竹空穴
耳门穴

翳风穴

天牖穴

天髎穴

肩髎穴

天井穴

会宗穴

支沟穴

外关穴

阳池穴

中渚穴

关冲穴

图2-13　手少阳三焦经

（二）奇经八脉

八脉是奇经八脉的简称，指督脉、任脉、冲脉、带脉、阳维脉、阴维脉、阴跷（qiāo）脉、阳跷脉的总称。这里主要介绍任、督二脉。

1. 任脉（图2-14）

（1）循行部位：任脉起于胞中，下出于会阴，经阴阜，沿腹部正中线上行，经咽喉部（天突穴），到达下唇内，左右分行，环绕口唇，交会于督脉之龈交穴，再分别通过鼻翼两旁，上至眼眶下（承泣穴），交于足阳明胃经。

（2）生理功能：调节阴经气血，为"阴脉之海"。

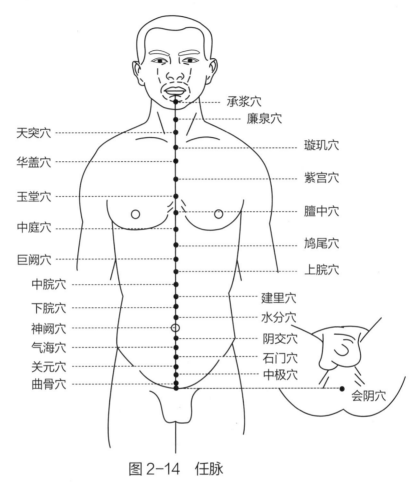

图2-14　任脉

2. 督脉（图2-15）

（1）循行部位：督脉起于小腹内，下出会阴，向后至骶尾部的长强穴，沿脊柱上行，经项部至风府穴，进入脑内，属脑，沿头部正中线，上至巅顶的百会穴，经前额下行鼻柱至鼻尖的素髎穴，过人中，至上齿正中的龈交穴。

（2）生理功能：调节阳经气血，为"阳脉之海"，反映脑、肾及脊髓的功能。督脉属脑，络肾。

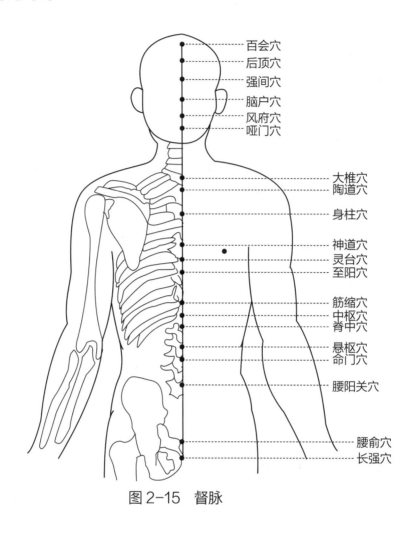

图 2-15　督脉

百会穴
后顶穴
强间穴
脑户穴
风府穴
哑门穴

大椎穴
陶道穴

身柱穴

神道穴
灵台穴
至阳穴

筋缩穴
中枢穴
脊中穴

悬枢穴
命门穴

腰阳关穴

腰俞穴
长强穴

第二讲　穴位知识

　　穴位即腧穴，它是人体经络之气注于体表的部位，也是接受针灸刺激的部位。"腧"通"输"，有转输的含义，像水流的转输灌注；"穴"含有"孔""隙"的意思，后世统称为穴位。精确选穴是有效开展康复调理的基础。

一、穴位的分类

　　穴位通常分为十四经穴、经外奇穴和阿是穴三大类。

（一）十四经穴

凡归属于十二经脉与督、任二脉的腧穴，称为"十四经穴"，简称"经穴"，共有 361 穴。其中，十二经脉的腧穴均为左右对称的双穴；督脉和任脉的腧穴，则为分布于人体前后正中线的单穴。

（二）经外奇穴

经外奇穴简称奇穴，是指既有一定的穴名，又有明确的位置，但尚未列入十四经穴系统的腧穴，如印堂穴（图 2-16）、太阳穴（图 2-17）、阑尾穴（图 2-18）、胆囊穴（图 2-19）等。临床上，奇穴可作为经穴的补充。

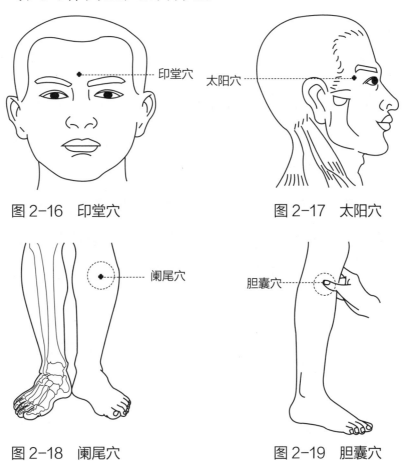

图 2-16　印堂穴　　　　　　　　图 2-17　太阳穴

图 2-18　阑尾穴　　　　　　　　图 2-19　胆囊穴

（三）阿是穴

阿是穴，又称天应穴、不定穴、压痛点等，它既无具体名称，又无固定位置，而是根据疼痛或敏感的反应部位来定穴，这种穴临床上多用于局部疼痛性病症。

二、穴位的定位法

（一）体表标志定位法

根据人体表面解剖的一些标志而定取穴位的方法，称体表标志定位法，又称自然标志取穴法，包含固定的标志、活动的标志两类。

1. 固定的标志

固定的标志指体表上不因活动而出现的明显标志，如五官、毛发、指（趾）甲、乳头、肚脐等，以及各部骨节的突起和缝隙、肌肉的隆起和凹陷。其中，主要是指"骨性标志"和"肌性标志"。例如，两眉之间取印堂穴，鼻尖取素髎穴，两乳之间取膻中穴（图 2-20），脐旁 2 寸取天枢穴（图 2-21），腓骨头前取阳陵泉穴（图 2-22），两肩胛骨下角连线中点取至阳穴（图 2-23），两髂脊上缘连线中点取腰阳关穴等。

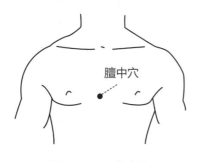

图 2-20　膻中穴

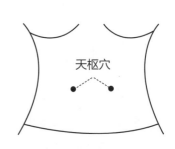

图 2-21　天枢穴

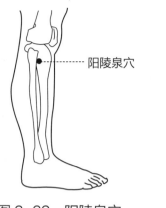
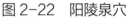
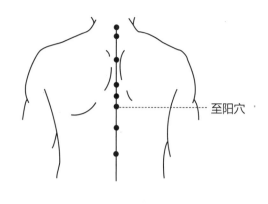

图 2-22　阳陵泉穴　　　　　　图 2-23　至阳穴

2. 活动的标志

活动的标志指关节、肌肉、皮肤随着适当的屈伸动作而出现的标志，包括关节的间隙、肌肉和肌腱的隆起或凹陷、皮肤的皱纹等。例如，取耳门穴、听宫穴、听会穴等应张口（图 2-24），取下关穴时应闭口（图 2-25），屈肘纹头取曲池穴（图 2-26），取阳溪穴时应握紧拳头（图 2-27）等。

还有一些采用某种姿势找取标志来定取穴位的方法，称为"简便取穴法"。例如，两手自然下垂，股外侧中指端取风市穴（图 2-28）；两耳尖往上连线中点取百会穴（图 2-29）等。

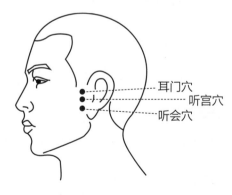
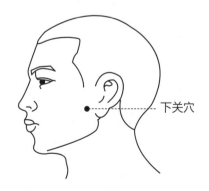

图 2-24　耳门穴、听宫穴、听会穴　　　图 2-25　下关穴

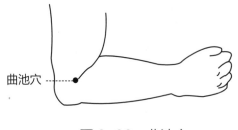

曲池穴

图 2-26 曲池穴

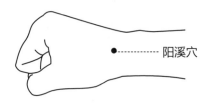

阳溪穴

图 2-27 阳溪穴

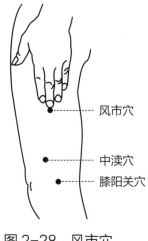

风市穴

中渎穴

膝阳关穴

图 2-28 风市穴

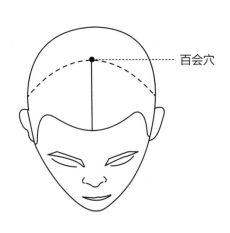

百会穴

图 2-29 百会穴

（二）"骨度"分寸定位法

"骨度"分寸定位法，古称"骨度法"（图 2-30）。

（三）手指比量定位法

手指比量定位法，是指以本人的手指为标准度量取穴的方法，又称为同指同身寸法（图 2-31）。

临床取穴有"一横指""两横指""四横指"的应用，即用横指比拟骨度分寸。一横大拇指作 1 寸，两横指（次指和中指）作 1.5 寸，四横指（次指至小指）作 3 寸。

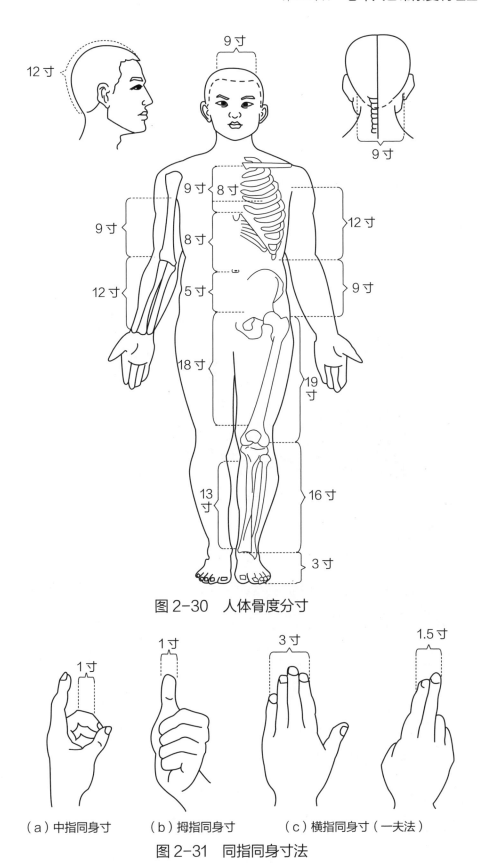

图 2-30 人体骨度分寸

（a）中指同身寸 （b）拇指同身寸 （c）横指同身寸（一夫法）

图 2-31 同指同身寸法

第三讲 手法知识

康复调理手法很多,这里重点介绍推拿按摩手法(图2-32)。

推拿按摩手法是用双手在自己或被操作者身上推穴道,循经络,并结合有关部位进行按摩,使机体内部产生发散、宣通、补泻等作用,从而达到散寒止痛、健脾胃、消积导滞、疏通经络、滑利关节、强筋壮骨、扶正祛邪的目的。

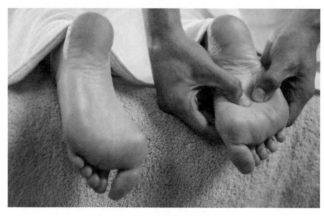

图2-32 足底按摩

一、技术要求

(1)推拿按摩手法的基本要求是均匀、持续、柔和、有力。"均匀"是指手法动作的节奏、频率、压力大小要稳定。"持续"是指手法能够持续运用一定时间,保持动作和力量的连贯性。"柔和"是指手法动作的轻柔灵活及力量的缓和,不能突发暴力,要"轻而不浮,重而不滞"。"有力"是指手法必须具备一定的力量,并根据被操作对象、体质、施治部位和手法性质而变化。

(2)在按摩手法的掌握中,力量是基础,手法技巧是关键,两者必须兼有。

（3）特别强调安全。老年人骨质有不同程度的疏松，若用力不当，易造成骨折，如在脊柱、腿部按摩时施行"抖法"要慎重。

二、老年人康复调理的主要穴位及应用

人体穴位很多，这里主要介绍常用的穴位。

1. 内关穴：保健心脏（图2-33）

伸开手臂，掌心向上，然后握拳并抬起手腕，可看到手臂中间有两条筋。心包经上的内关穴就在离手腕第一横纹上两寸的两条筋之间。

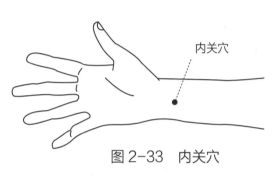

图2-33 内关穴

内关穴有宁心安神、理气止痛等作用，因此经常成为中医调理心脏疾病及胃肠不适的首选大穴。

内关穴作为日常按揉的主要穴位，无论是走路还是闭目养神，都可以操作，对调节心律失常有良好作用。需要注意的是，按揉此穴不必用太大力气，稍微有酸胀感即可。

2. 神门穴：防止失眠（图2-34）

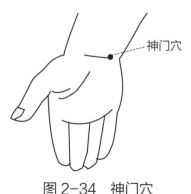

图2-34 神门穴

神门穴位于手腕内侧（掌心一侧），小指延伸至手腕关节与手掌相连一侧，是针灸经常取用的穴位之一。对心慌心悸及失眠都有很好的保健作用。因此，闲暇时，可用手指按揉此穴，力量不需要太大，也不必追求酸胀感。

3.列缺穴：补肺益肾（图2-35）

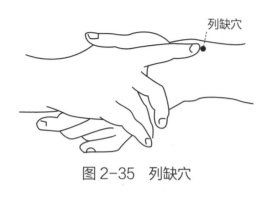

图2-35 列缺穴

两手虎口交叉相握，这时左手食指是在右腕的背部，而食指尖下就是列缺穴。此穴位于三经交会处，因此不仅对肺经、大肠经及任脉的经气都具有调节作用。

很多时候，我们会因为偶感风寒而引起头痛，这时就可以通过按揉列缺穴来疏卫解表，还可结合热毛巾敷额头的方式一起进行。列缺穴补肺益肾的功效明显，同时对肾阴不足引起的耳鸣、糖尿病、眼睛干涩等症有很好的调节作用。

4.委中穴：舒服腰背（图2-36）

屈腿时，膝关节后侧也就是窝的位置出现横纹，而横纹中点处即是委中穴。委中穴是调理腰背病症的要穴。对委中穴应采取点按的方法，一点一放，同时与腿部的屈伸相配合。这样做不仅可以治腰痛，还能有效解除腿部的酸麻及疼痛，对一些下肢疾病都有很好的保健调理作用。

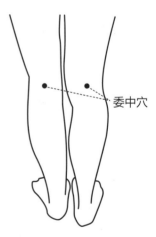

委中穴

图2-36 委中穴

5.天枢穴：增强胃动力（图2-37）

天枢穴是胃经上的一大要穴，位于肚脐旁2寸处，与肚脐同处于一条水平直线上，左右各有一穴。天枢穴是大肠的"募穴"。所谓募穴，就是集中五脏六腑之气的胸腹部穴位。因为与脏腑是"近邻"，所以内外病邪侵犯，天枢穴都会出现异常反应，起着脏腑疾病"信号灯"的作用。从位置上看，天枢穴正好对应着肠道，因此，按揉此穴必然会促进肠道的良性蠕动，可增强胃动力。

6. 血海穴：补血养肝（图 2-38）

血海穴位于大腿内侧，坐在椅子上，将腿绷直，在膝盖内侧会出现一个凹陷下去的地方，在凹陷的上方则有一块隆起的肌肉，顺着这块肌肉摸上去，顶端即是血海穴。古代，人们不经意间发现刺破这个地方就可祛除人体内的瘀血，因此用它来调理体内瘀血的病症。它不仅能祛瘀血，还能促生新血，因此才给它起名"血海"。

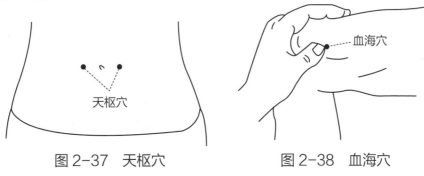

图 2-37　天枢穴　　　　　　图 2-38　血海穴

7. 尺泽穴：散热去痛（图 2-39）

手心朝上，尺泽穴位于肘内侧横纹上偏外侧一个拇指宽的凹陷处。该穴位有泻热的功效，对肺经热引起的咳嗽气喘、胸部胀痛等病症有效。

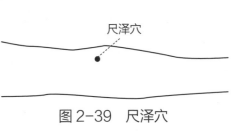

图 2-39　尺泽穴

8. 百会穴：主治头痛（图 2-40）

百会穴位于背部，后发际正中上 7 寸，当两耳尖直上，头顶正中。定位此穴道时，要让被操作者采用正坐的姿势，百会

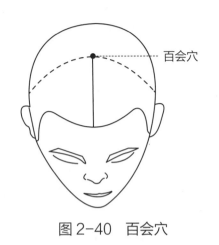

图 2-40 百会穴

穴位于人体头部，头顶正中心，可以通过两耳角直上连线中点，简易取此穴。此穴可调理头痛、头重脚轻、痔疮、高血压、低血压、目眩失眠、焦躁等。此穴为人体督脉经络上的重要穴道之一，是调理多种疾病的首选穴。

9. 肩井穴：肩背痹痛（图 2-41）

肩井穴位于大椎穴与肩峰穴端连线的中点上，前直对乳中。取穴时一般采用正坐、俯伏或俯卧的姿势，肩井穴位于肩上，前直乳中，大椎穴与肩峰穴端连线的中点，即乳头正上方与肩线交接处（在大椎穴与肩峰穴连线三中点，肩部最高处）。此穴可调理肩背痹痛、手臂不举、颈项强痛、中风、瘰疬、诸虚百损、肩酸痛、头酸痛、头重脚轻、眼睛疲劳、耳鸣、高血压、落枕等。

10. 大椎穴：解表补虚（图 2-42）

大椎穴位于第七颈椎棘突下凹陷中，大椎穴主要有两个作用：一是清热解表；二是补虚治劳。

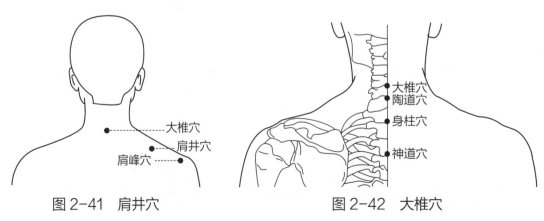

图 2-41 肩井穴　　　　图 2-42 大椎穴

11. 风门穴：调理感冒（图 2-43）

风门穴位于背部，第 2 胸椎棘突下，旁开 1.5 寸处。取穴时，采用正坐或俯卧姿势，风门穴位于背部，从朝向大椎下的第 2 个凹洼（第 2 胸椎与第 3 胸椎间）的中心，左右各 2 厘米左右之处（或以第 2 胸椎棘突下，旁开 1.5 寸）。此穴具有调理感冒、伤风、咳嗽、发热头痛、颈椎病、胸背痛、肩膀酸痛等病症的功效。

12. 肺俞穴：止咳平喘（图 2-44）

肺俞穴位于背部第 3 胸椎棘突下旁开 1.5 寸处或左右旁开二指宽处。该穴可调补肺气、补虚清热，可调理咳嗽、气喘、吐血、骨蒸、潮热、盗汗、鼻塞。

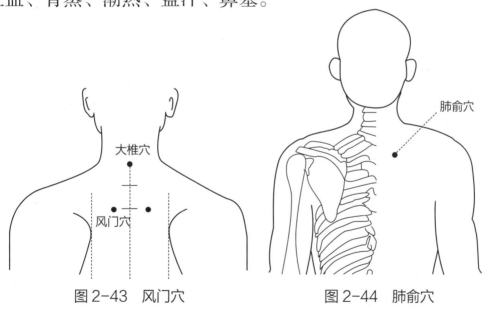

图 2-43 风门穴　　　　　图 2-44 肺俞穴

13. 心俞穴：调理心病（图 2-45）

心俞穴位于第 5 胸椎棘突下，旁开 1.5 寸处。此穴可调理失眠、心悸、心痛、心绞痛、梦遗、盗汗、肋间神经痛、痫症、精神病等。

14.肝俞穴：清利肝胆（图2-46）

肝俞穴位于背部，第9胸椎棘突下，旁开1.5寸处。此穴可调理脘腹胀痛、胸胁支满、黄疸结胸、吞酸吐食、饮食不化、目赤痒痛、胬肉攀睛、目生白翳、雀目、青盲、癫狂、脊强反折、鼻衄、唾血、吐血、头痛眩晕、颈项强痛、腰背痛、咳逆短气、气瘿、瘰疬等。

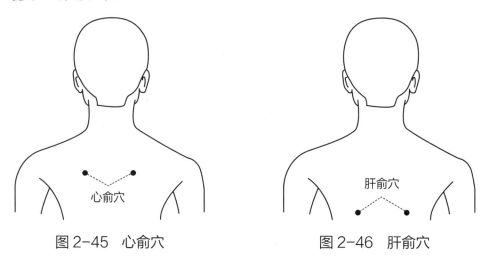

图2-45　心俞穴　　　　　　图2-46　肝俞穴

15.脾俞穴：调理脾胃（图2-47）

脾俞穴位于背部第11胸椎棘突下，左右旁开两指宽处或旁开1.5寸处，可调理胃溃疡、胃炎、胃痉挛、神经性呕吐、肠炎等。

16.胃俞穴：调理胃胀（图2-48）

胃俞穴位于背部，当第12胸椎棘突下，旁开1.5寸，可调理胃痛、呕吐、呃逆、腹胀、腹痛等。

17.肾俞穴：调理肾病（图2-49）

肾俞穴位于第2腰椎棘突旁开1.5寸处或左右指宽处。此穴可调理腰痛、肾脏病、高血压、低血压、耳鸣、精力减退等。

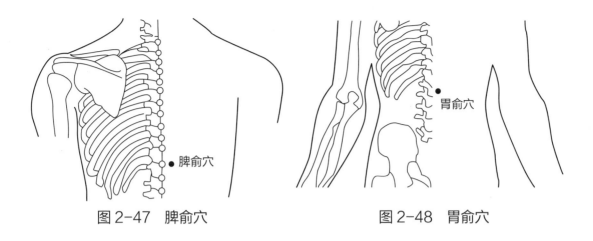

图 2-47　脾俞穴　　　　　　　图 2-48　胃俞穴

18. 腰俞穴：主治腰痛（图 2-50）

腰俞穴位于人体骶部，当后正中线上，适对骶管裂孔。此穴可调理腰痛、腹泻、便秘、痔疾、脱肛、便血、癫痫、下肢痿痹等。

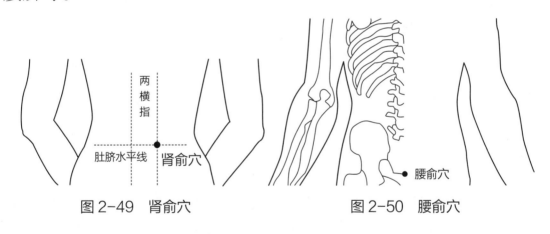

图 2-49　肾俞穴　　　　　　　图 2-50　腰俞穴

19. 膻中穴：调理胸痹（图 2-51）

膻中穴在胸部前正中线上，平第 4 肋间，两乳头连线之中点，此穴可调理心痛、心烦、心律不齐、心绞痛、咳嗽气喘、气管炎、支气管炎、哮喘、咯唾脓血、胸膜炎、肋间神经痛、贲门痉挛等。

20. 神阙穴：调理腹胀（图 2-52）

神阙穴位居肚脐，别称脐中穴、气舍穴、气合穴，对腹胀、肝郁消化不良等有很好的防治作用，适宜肝气郁结、抵抗力较差的人使用，是日常养生保健的要穴。

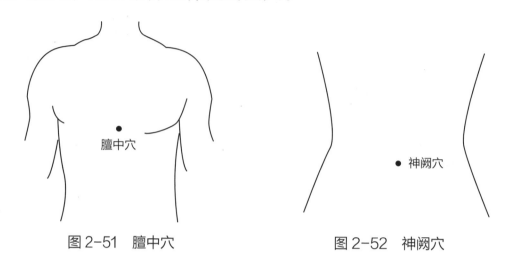

图 2-51　膻中穴　　　　　　图 2-52　神阙穴

21. 合谷穴：调理肠胃（图 2-53）

合谷穴位于手背第 1、2 掌骨间，第 2 掌骨桡侧的中点处，或以一手的拇指指骨关节横纹，放在另一手拇、食指之间的指蹼缘上，拇指尖下就是合谷穴。此穴可调理头痛、牙痛、肠胃、退烧强肺、中风、高血压等。

22. 阳陵泉穴：调理膝关节（图 2-54）

阳陵泉穴位于人体的膝盖斜下方，小腿外侧之腓骨小头稍前凹陷中。此穴可调节膝关节炎、腰痛、膝盖疼痛、脚麻痹、下肢瘫痪、关节筋迟缓或痉挛肿痛、抽筋、麻痹、坐骨神经痛、腰腿疲劳、踝扭伤；缓解消化不良、胃溃疡、胆囊炎、肝炎、胆结石、胆绞痛、胆道蛔虫症、习惯性便秘；缓解高血压病、遗尿、肋间神经痛。

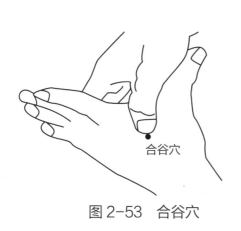

图 2-53 合谷穴

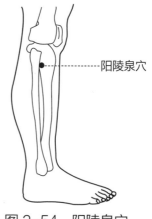

图 2-54 阳陵泉穴

23. 足三里穴：保健要穴（图 2-55）

足三里穴位于小腿外侧，犊鼻下 3 寸，犊鼻与解溪连线上。此穴有以下功效：

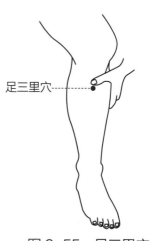

图 2-55 足三里穴

（1）能增强体力，解除疲劳，强壮神经，预防衰老，对结核病、伤风感冒、高血压、低血压、动脉硬化、冠心病、心绞痛、风心病、肺心病、脑溢血及其他病症都有调理作用。

（2）对耳鸣、眩晕、腰痛、尿频、遗尿、小便不通、哮喘等有效。

（3）可调理胃肠虚弱、功能低下、食欲不振、腹膜炎、肠鸣、腹泻、便秘、消化吸收不良、肝脏疾患、胃痉挛、急慢性胃炎、口腔及消化道溃疡、急慢性肠炎、胰腺炎、腹水膨胀、肠梗阻、痢疾、胃下垂等。

24. 三阴交穴（图 2-56）

三阴交穴位于内踝尖直上 3 寸，胫骨后缘处。此穴可调节小便不利、遗尿、脚气、失眠、神经性皮炎、高血压、脾胃虚弱、腹泻等常见病症。

25.涌泉穴（图2-57）

涌泉穴位于足底部，蜷足时足前部凹陷处，约在足底第2、3跖趾缝纹头端与足跟连线的前1/3与后2/3交点上。此穴可调节昏厥、中暑、癫痫等急症及神智病症，以及头痛、头晕、小便不利、便秘、足心热、咽喉肿痛等，还用于休克、高血压、失眠、癫痫、遗尿、神经性头痛等疾病的调理。

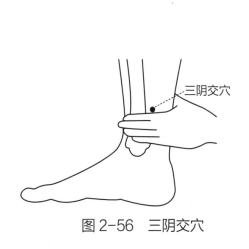

图2-56 三阴交穴

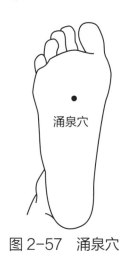

图2-57 涌泉穴

第四讲 日常生活活动康复辅助器具

人们为维持生存及适应生存环境而每天反复进行的、最基本的最具有共性的活动（衣、食、住、行等），称为日常生活活动。日常生活活动是个人独立的基础，也是个人履行社会角色任务的准备性活动。老年人随着年龄增加，日常生活活动可能出现障碍。

　　一般情况下，日常生活活动的内容大致包括体位转移、行走及乘坐交通工具、卫生自理、交流等方面。老年人因生理功能的减退，可能在这些活动中出现障碍。

一、体位转移

　　床上翻身及上、下床，从卧位站起，以及坐和站立的平衡均属于体位转移。老年人上下床可能出现不便、站立不稳等活动障碍。此时，可以选择部分体位转移和维持平衡的辅助器具，防止转移过程中跌倒。

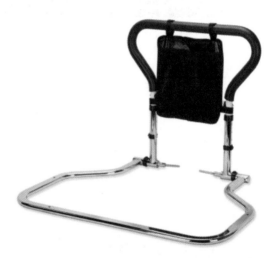

图 2-58　上下床辅助扶手

　　（1）上下床辅助扶手（图2-58）：适用于日常活动能力较好的老年人，需要的辅助较少，可以增加转移过程中的稳定性。

　　（2）轮椅与床转移辅助板（图2-59）：适用于日常生活需要使用轮椅的老年人。若平衡和力量较差，需其他人在转移过程中辅助。

　　（3）移位机（图2-60）：适用于活动能力及四肢力量较差的老年人，帮其从床上转移至其他地方，使用时需要其他人辅助。

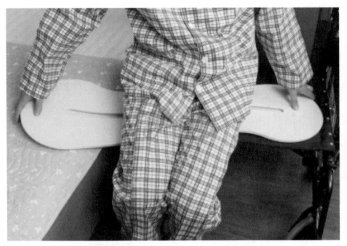

图 2-59　轮椅与床转移辅助板

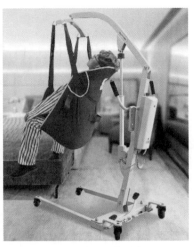

图 2-60　移位机

二、行走及乘坐交通工具

日常生活中，老年人行走，上下楼梯，使用轮椅以及交通工具若遇到障碍，也可选用部分辅助器具提升老年人的日常生活活动能力。

（1）助行器具（图 2-61）：用于辅助老年人行走，包含手杖和拐杖。选配时，应根据老年人的力量和身高选配。

（2）单足直立手杖［图 2-62（a）］：因着力点在使用手的后方，易导致腕管综合征。

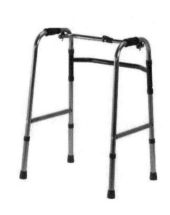

图 2-61　助行器具

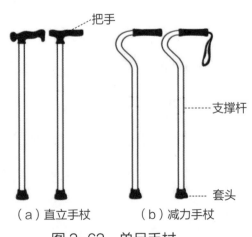

（a）直立手杖　　（b）减力手杖

图 2-62　单足手杖

（3）单足减力手杖［图2-62（b）］：因有减少力量的作用，可以减少上肢的慢性损伤。

（4）多足手杖（图2-63）：四足手杖稳定性好、移动性差，三足手杖移动性、稳定性好。

手杖长度的选择：站立，腕关节背伸，测量小趾前外侧15 cm处至背伸手掌面的距离。

（5）助行架（图2-64）：支撑面积较大，根据老年人身体情况选择行走辅助器具。身体虚弱、平衡能力差，伤病时期、疾病初期或术后早期，选用助行架；病情好转、稳定性增强，逐渐过渡到拐杖。

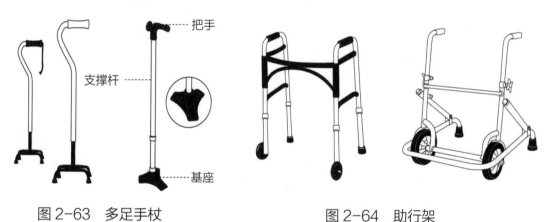

图 2-63　多足手杖　　　　　图 2-64　助行架

三、卫生自理

老年人的卫生自理日常生活包括更衣、个人清洁以及修饰、上厕所等方面。

（1）穿衣辅助器具：老年人因肩部活动障碍和手指精细程度下降，可选用穿衣辅助器具，如穿衣棍、扣纽扣器、穿袜自助器、穿鞋辅助具等（图2-65至图2-68）。

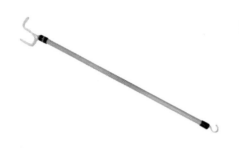

图 2-65　穿衣棍

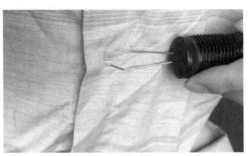

图 2-66　扣纽扣器

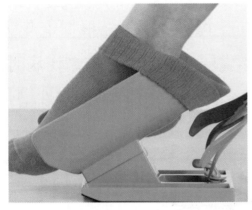

图 2-67　穿袜自助器

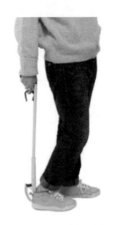

图 2-68　穿鞋辅助具

（2）个人卫生辅助器具：老年人个人卫生辅助器具包括双环毛巾、长臂洗澡刷、肥皂网袋、沐浴椅等（图 2-69、图 2-70）。

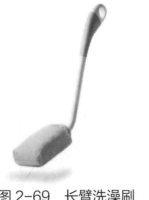

图 2-69　长臂洗澡刷

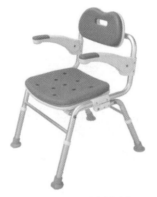

图 2-70　沐浴椅

（3）厕所辅助器具：老年人上厕所时，关节活动不便，下蹲易出现突然站立后摔倒等，可选用如厕辅助器具（图2-71、图2-72）。

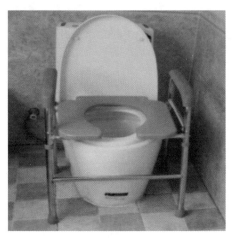

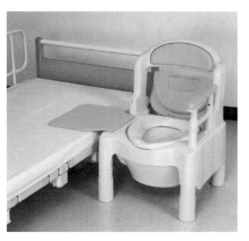

图2-71 坐便器辅助把手　　　　图2-72 床边坐便器

四、交流方面

老年人因视力、手指力量或精细动作减退，可在打电话、阅读、书写等方面使用辅助交流用具（图2-73、图2-74）。

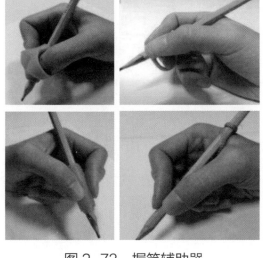

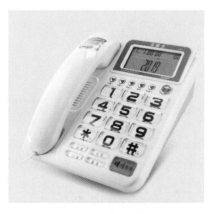

图2-73 握笔辅助器　　　　图2-74 大数字按钮座机

第三部分
老年人日常传统康复调理方法

第一讲　推拿按摩

一、适应证

推拿按摩手法可调理发热、畏寒头痛、咳嗽气喘、腹胀腹泻、脘痛纳呆、痿证、痹证、跌打损伤、筋骨不利等。

二、操作体位

选择体位时，以被操作者感到舒适、安全，肢体又尽可能得到放松。操作者在施行各种手法时以感到发力自如、操作方便为原则。

（一）被操作者体位

（1）仰卧位（图3-1）：面部朝上，上肢置于体侧，双下肢自然伸直。按摩头面部、颈部、胸部、腹部、下肢部，可采取仰卧位。

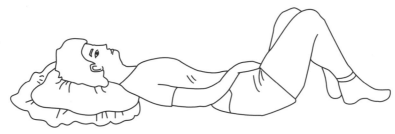

图3-1　仰卧位

（2）俯卧位（图3-2）：面部朝下，双下肢自然伸直，上肢置于体侧或床侧或面部上方。按摩头颈部、背部、腰部、臀部、下肢部，可采取俯卧位。

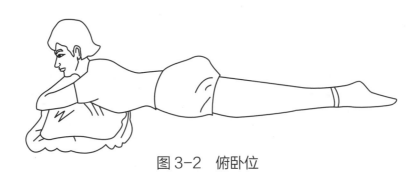

图3-2　俯卧位

（3）侧卧位（图3-3）：身体左右一侧在下，两腿自然屈曲，或下侧腿伸直，上侧腿屈曲，下侧上肢屈肩屈肘约90度，上侧上肢自然伸直置于体侧或撑于体前床面。按摩肩部、上肢部、胁部、腰部、髋部、下肢部，可采取侧卧位。

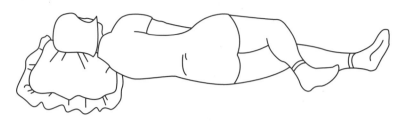

图 3-3　侧卧位

（4）端坐位（图 3-4）：端正而坐，屈膝屈髋约 90 度。两脚分开与肩等宽，两上肢自然下垂，双手置于膝上。按摩头面部、颈项部、肩部、背部、胁部、腰部、足部，可采取端坐位。

（5）俯坐位（图 3-5）：即屈肘前俯坐位，端正而坐，上身略向前俯，屈肘，前臂支撑于膝上或桌上、椅背上，沉肩、直背，肌肉放松，呼吸自然。按摩头颈部、肩背部、腰骶部，可采取俯坐位。

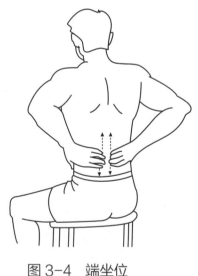

图 3-4　端坐位

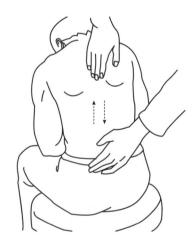

图 3-5　俯坐位

（二）操作者体位

（1）站立位：自然站立，含胸、拔背、收腹，不要挺胸凸肚，也不要塌肩屈背，两脚左右分开或两腿前后呈弓步站立。

按摩胸部、腹部、背部、腰部、髋部、四肢部均可取站立位。

（2）端坐位：端正而坐，屈膝屈髋约90度，两腿分开，与肩等宽。按摩头面部、颈项部、上肢部、肩背部，可取端坐位。

三、注意事项

（1）根据被操作者的年龄、性别、病情、病位，选定施术的部位，采用合适的体位和手法。

（2）施术前，应剪修指甲，将手洗干净，避免损伤皮肤。

（3）为减少阻力或提高疗效，施术者手上可蘸水、滑石粉、石蜡油、姜汁、酒等。

（4）在腰、腹部施术前，应先嘱咐被操作者排尿。

（5）操作中要随时遮盖不需要暴露的部位，防止受凉。

（6）手法应熟练，时间一般为每次15～30分钟。

（7）严重心脏病、结核病、出血性疾病、癌症、急性炎症、急性传染病、皮肤破损部位均禁止按摩。

（8）不要在过饱、过饥时做推拿，有心脏病、高血压的人可能会因力度过重而发病。

四、常用手法

在实际应用中，推拿按摩手法很多，现结合老年人实际，本着实用原则，介绍以下手法。

（一）推法

用指、掌、肘后鹰嘴突起部位着力于一定穴位或部位，缓缓地做单方向直线推动的一种手法，称为推法（图3-6）。推法适用于全身各部，具有理顺经脉、舒筋活络、行气活血、消肿止痛、增强肌肉兴奋性、促进血液循环等作用。

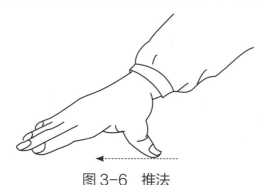

图3-6　推法

1. 动作要领

（1）沉肩，垂肘，肘关节微屈或屈曲，腕部伸平或背伸。

（2）前臂发力或上臂发力，用力平稳，着力部紧贴皮肤，做缓慢的直线推动。

2. 操作要求

（1）气沉丹田，呼吸自然、深沉，不可屏气。

（2）用力均匀，始终如一，要有悬劲，不可硬压、死按，防止推破皮肤。

（3）不能耸肩，推动时不可左右滑动、忽快忽慢。

3. 知识应用

（1）拇指推法（图3-7）：拇指指面为着力部，常用于头面、胸腹、腰背与四肢等部位。

（2）食中指推法（图3-8）：食、中两指并拢，以指面为着力部，多用于特定穴位。

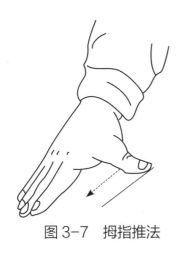

图 3-7 拇指推法

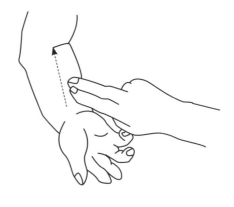

图 3-8 食中指推法

（3）八字推法（图 3-9）：以拇指指面与食指第 1 节指骨桡侧面为着力部，虎口并拢或张开，并以虎口张开的程度分为小、中、大八字推法。本法又称挟脊推法，多用于脊柱两侧，有时也可用于四肢部。

（4）掌推法（图 3-10）：以全掌或掌握根为着力部，多用于肩背与腰骶部和四肢部。

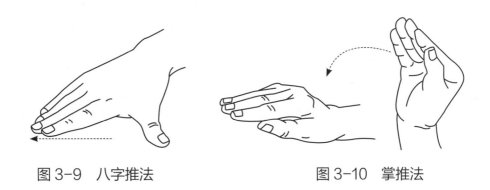

图 3-9 八字推法　　　　　　　　图 3-10 掌推法

（5）大鱼际推法（图 3-11）：以大鱼际为着力部，多用于头面与胸腹部。

（6）小鱼际推法（图 3-12）：以小鱼际为着力部，多用于头颈、肩背、腰骶和四肢部。

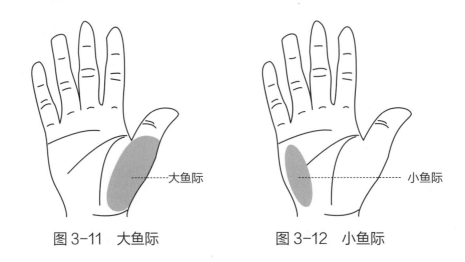

图 3-11 大鱼际   图 3-12 小鱼际

（7）肘推法（图 3-13）：以尺骨鹰嘴突起部为着力部，多用背、腰骶、臀部及大腿后部。

（8）拳推法（图 3-14）：以拳面近指间关节为着力部，多用于背、腰骶部及大腿后部。

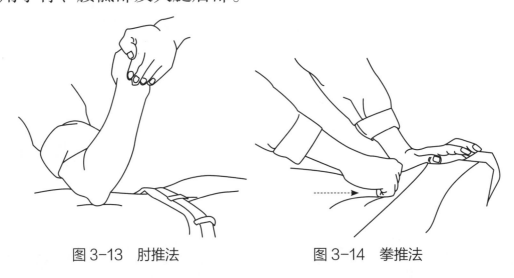

图 3-13 肘推法   图 3-14 拳推法

（二）拿法

以拇指与其他手指面为着力部，对称用力，拿取一定的穴位或部位的一种手法，称为拿法（图 3-15）。拿法常用于颈项、胁肋、腹、腰、肩部及四肢部，具有开窍止痛、祛风散寒、舒经通络、解除痉挛等作用。

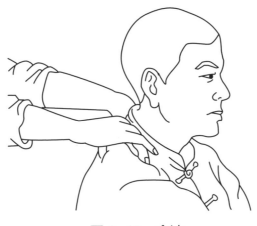

图 3-15　拿法

1.动作要领

（1）沉肩，垂肘，肘关节屈曲，悬腕或腕关节自然掌屈或伸平。

（2）以指面为着力部，前臂静止发力。

（3）以腕关节与掌指关节的协调活动为主，拇指与其他手指对称用力，进行提拿。

2.操作要求

（1）拿取的部位或穴位要准确。

（2）用力要由轻渐重，不可突然用力。

（3）动作要缓和而有节律性，不可忽轻忽重。

3.知识应用

（1）三指拿法（图 3-16）：以拇指与食、中两指指面为着力部，多用于颈项、肩部及肩、肘、腕、膝、踝等关节部。

（2）四指拿法（图 3-17）：以拇指与食、中、环三指指面为着力部，多用于上臂、大腿部及小腿后侧部。

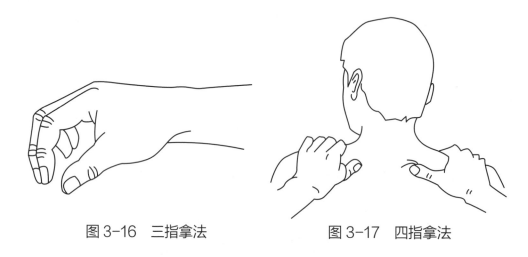

图 3-16 三指拿法   图 3-17 四指拿法

（3）五指拿法（图 3-18）：以拇指与其他四指指面为着力部，多用于腰、腹、胁肋部及头部。

拿法在应用中常作为开始的手法，并多与揉法结合使用，组成拿揉的复合手法。在具体应用时，其用力的大小因人、因病而定，同时还要随时观察被操作者的反应，以防意外。

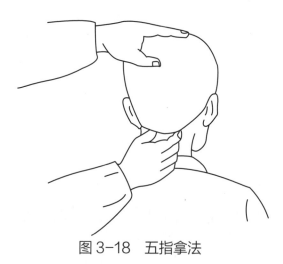

图 3-18 五指拿法

（三）按法

以指或掌按压一定穴位或部位，逐渐用力，按而留之的一种手法，称为按法（图 3-19）。按法适用于全身各部位，具有行气止痛、解痉散结、通经活络、放松肌肉及矫正畸形等作用。

1. 动作要领

（1）沉肩，垂肘，肘关节微屈或屈曲。

（2）腕关节掌屈，拇指或中指伸直，余四指屈曲，以指面为着力部；或腕关节背伸，手指伸直，以手掌为着力部。

（3）前臂静止发力，按而不动，逐渐用力，使力深透。

2. 操作要求

（1）气沉丹田，自然呼吸，不可屏气用力。

（2）按压的穴位或部位要准确。

（3）用力平稳，由轻到重，逐渐用力，以有"得气感"为度。

3. 知识应用

（1）指按法（图3-20）：以拇指或中指指面为着力部，用于全身各部位或穴位。

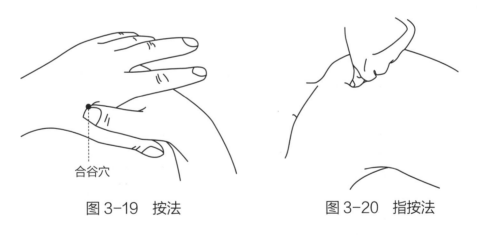

合谷穴

图3-19　按法　　　　　　　　图3-20　指按法

（2）掌按法（图3-21）：以掌根或全掌为着力部，多用于腰背、臀部及大腿部，也可用于腹部。

（3）叠掌按法（图3-22）：用双掌重叠按之，用于脊柱部。

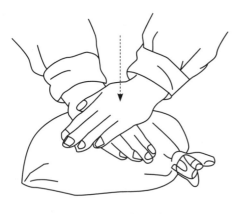

图 3-21　掌按法

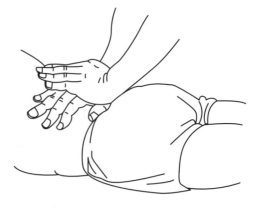

图 3-22　叠掌按法

（4）大鱼际按法（图 3-23、图 3-24）：以大鱼际为着力部，多用于头面部及胸腹部。

（5）小鱼际按法（图 3-25、图 3-26）：以小鱼际为着力部，多用于颈肩部及四肢部。

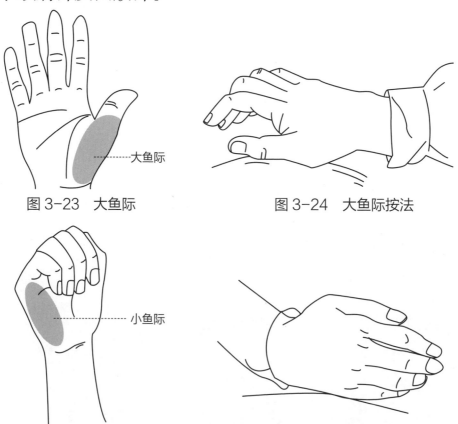

图 3-23　大鱼际

图 3-24　大鱼际按法

图 3-25　小鱼际

图 3-26　小鱼际按法

按法在临床应用时，常和揉法、压法等结合使用，组成按揉、按压等复合手法；按法又是自我保健推拿的常用手法之一。

（四）摩法

用手掌掌面或食、中、环三指附着于一定部位或穴位，以腕关节连同前臂做环形有节律的抚摩的一种手法，称为摩法（图3-27）。摩法具有理气止痛、消积导滞、健脾和胃、调理胃肠蠕动、活血祛瘀等作用。

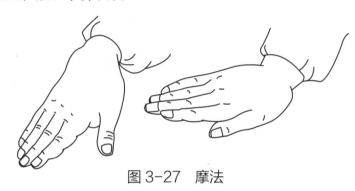

图3-27　摩法

1.动作要领

（1）沉肩，垂肘，肘关节微屈或屈曲。

（2）掌摩时，腕部放松，任其自然，手掌自然伸直，附着于一定部位或穴位。

（3）指摩时，腕部悬屈，掌指关节微屈，以食、中、环三指指面附着于一定部位或穴位。

（4）前臂发力，连同腕部做盘旋活动，带动掌、指着力部分做环形的抚摩动作而不带动皮下组织。

2.操作要求

（1）操作时，一般宜先轻后重。

（2）用力平稳、均匀，不可按压，摩动时要缓和协调，轻快柔和。

（3）摩动时，可按顺时针方向，也可按逆时针方向摩动，速度一般为每分钟50～160次。

3.知识应用

（1）掌摩法（图3-28）：以手掌面为附着部分，多用于腹部、腰背部及四肢部。

（2）指摩法（图3-29）：又称三指摩，以食、中、环三指指面为附着部分，常用于胸腹及头面部。

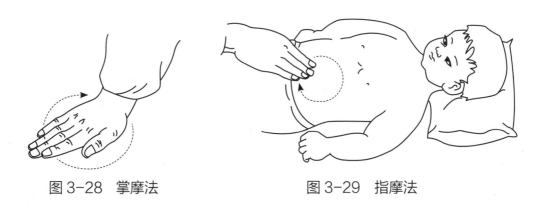

图3-28　掌摩法　　　　　　　　图3-29　指摩法

摩法在应用时常借助于介质，如药膏、药水、姜汁等，以增强手法的防治功效。在应用中，除要求轻柔缓和、均匀协调外，对摩动的方向要求极为严格，并根据摩动的顺、逆时针方向决定其补或泻的作用。摩法是自我保健的常用手法之一。

摩法与揉法很相似，摩法是附着于一定部位做环形抚摩，不带动皮下组织（皮动肉不动）；揉法则是吸定于一定部位做有节律的揉动，带动皮下组织（肉动皮不动）。

（五）揉法

以手掌或手指指面部分着力，吸定于一定的穴位或部位，做轻柔缓和的回旋揉动的一种手法，称为揉法（图3-30）。揉法具有宽中理气、消积导滞、活血祛瘀、舒筋活络、温通气血的作用。

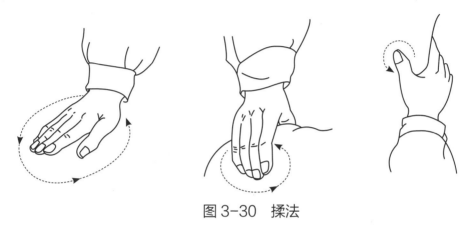

图3-30　揉法

1.动作要领

（1）沉肩，垂肘，上肢放松置于身体前侧，肘关节自然伸直或微屈。

（2）腕部放松，前臂发力，以腕关节连同前臂一起，带动吸定部位的组织一起做回旋动作。

2.操作要求

（1）取站势（也可取坐势），先右手、后左手，再两手轮换操作。

（2）操作时，要体位得当，全身放松，气沉丹田，呼吸均匀、自然，不可屏气。

（3）用力不可下压，也不可漂浮，揉动幅度可大可小，也可由小渐大；力量可轻可重，也可由轻渐重；部位要吸定，不可滑动或摩擦；方向分顺时针与逆时针方向揉，移动时要缓慢。

（4）揉动速度为每分钟120～160次。

3.知识应用

（1）大、小鱼际揉法（图3-31）：以大、小鱼际为着力部，多用于头面、颈项、肩背、胸腹、腰骶及急性扭挫伤。

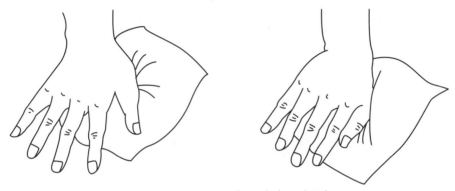

图3-31　大、小鱼际揉法

（2）掌（根）揉法（图3-32）：以全掌或掌根为着力部，多用于腹部、脊柱部、臀部、骶部及大腿部等。

（3）单指揉法（图3-33）：以拇指或中指指面为着力部，多用于头面、胸腹、颈项及关节凹陷部和全身的穴位。

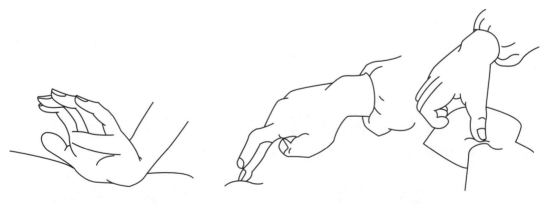

图3-32　掌（根）揉法　　　　　图3-33　单指揉法

（4）双指揉法（图3-34）：以拇指、食指或食指、中指或拇指、中指指面为着力部，多用于头面、颈项两侧、脊柱两侧、胸腹及四肢关节部。

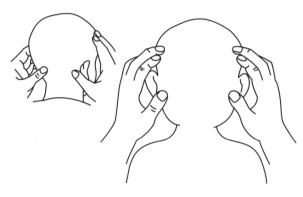

图3-34　双指揉法

（5）肘揉法（图3-35）：以肘后尺骨鹰嘴突起部为着力部，多用于健壮之人的腰骶部、臀部、背部及大腿部。

（6）前臂揉法（图3-36）：以前臂尺侧为着力部，多用于背部、腰骶部。

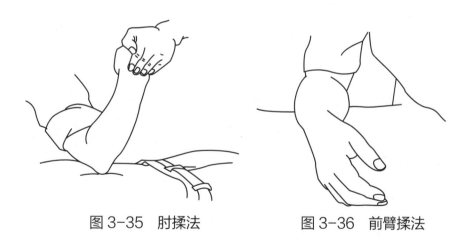

图3-35　肘揉法　　　　图3-36　前臂揉法

（六）摇法

用两手在病关节上下或前部，托住或握住，左右旋转摇动，缓缓而行，称为摇法（图3-37）。摇法适用于四肢、颈部及腰关节，具有舒筋活络、通利关节、解除黏连的作用。

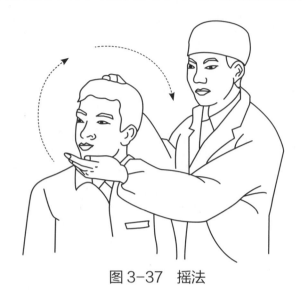

图 3-37 摇法

1. 操作要求

（1）托肘摇肩法：术者一手扶住患肢肩关节上方，一手托住肘部，沿顺时针方向或逆时针方向环转摇动肩关节。

（2）握手摇肩法：术者一手扶住患肢肩关节上方，另一手握住被操作者的手，沿顺时针方向或逆时针方向环转摇动肩关节。

（3）握腕摇肩法：术者一手扶住患肢肩关节上方，另一手握住腕关节上方，在拔伸牵引下按"前下—前上—后上—后下"方的顺序大幅度环转摇动肩关节。

2. 知识应用

摇法用于肩关节扭挫伤、肩部腱鞘炎、肌腱炎、肩周炎等。

（七）滚法

用手背近小指部分或小指、环指和中指的掌指关节着力于一定部位或穴位，通过前臂的旋转摆动，连同腕关节做屈伸外旋的连续动作，使之产生的力持续地作用于疼痛部位或穴位上的一种手法，称为滚法（图3-38）。滚法具有舒筋活血、滑利关节，缓解肌肉、韧带痉挛，增强肌肉、韧带活力，促进局部血液循环，消除肌肉疲劳等作用。

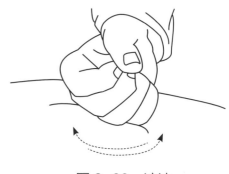

图3-38 滚法

1.动作要领

（1）沉肩，垂肘，肘关节微屈（约130度），置于身体侧前方。

（2）腕部放松，用小鱼际掌背侧至第3掌指关节部着力（占掌背的1/3～1/2）。

（3）前臂旋转摆动，带动腕部做伸、屈、外旋连续不断的动作。

2.操作要求

（1）取站势，上身微前倾，两脚呈丁字步。

（2）先单手操作，也可取双手交替进行操作。

（3）操作时，着力部要紧贴皮肤，吸定于一定部位或穴位，压力要均匀柔和，动作要协调、有节律，要有明显的滚动感。

（4）整个操作要连续不断，不可忽快忽慢，更不能拖来拖去地摩擦，做到滚时能吸定、移动时要缓慢。

（5）滚动速度为每分钟120～160次。

3.知识应用

滚法接触面较大，刺激力可强可弱，因而临床应用比较广泛，除头面部、胸腹部外，全身各部均可使用。具体应用时可分为以下 3 种操作方法：

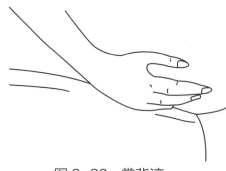

图 3-39　掌背滚

（1）掌背滚（图 3-39）：即通常所说的滚法，以手背近小指侧 1/2 ~ 2/3 部分为着力部，多用于肌肉丰厚的部位。

（2）小鱼际滚：以小鱼际为着力部，多用于颈项部、肩背部。

（3）掌指关节滚：以第 5、4、3 掌指（小拇指、无名指、中指）关节为着力部，多用于腰臀、大腿部及关节凹陷部。

（八）搓法

用双手掌面或小鱼际部分对称地挟住肢体的一定部位，相对用力，自上而下做快速搓揉的一种手法，称为搓法（图 3-40）。搓法具有舒筋活络、调和气血、温通经脉、疏肝理气、放松肌肉等作用。

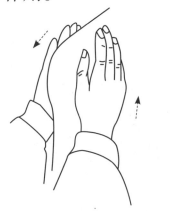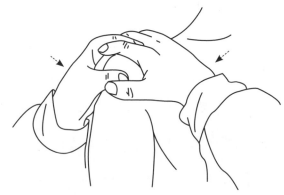

图 3-40　搓法

1. 动作要领

（1）取马步，沉肩，垂肘，腕部微背伸，手指自然伸直。

（2）以掌面或指掌面对称地挟住一定部位。

（3）前臂发力，使腕部做快速盘旋搓揉。

2. 操作要求

（1）挟住部位松紧要适宜。双手用力要对称，搓动时要轻快、柔和、均匀、不间断，移动时要缓慢，并顺其势自然而下。

（2）操作过程中，要气沉丹田、呼吸自然，不可屏气发力。

3. 知识应用

搓法轻快柔和，常用于四肢、胁肋及腰部，以上肢部与胁肋部多见（图3-41），多与抖法、捻法同时使用，作为结束手法。搓法也是自我保健的常用手法之一。

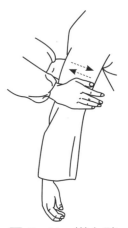

图3-41　搓上臂

（九）弹拨法

用拇指深按需要调理的部位，做如弹拨琴弦似的往返拨动，称为弹拨法（图3-42）。弹拨法是解除软组织粘连的主要手法之一，多用于肩部、腰部、肘部、臀部等部位。

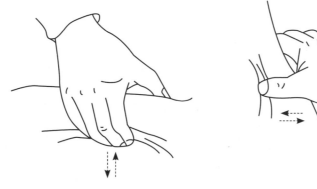

图3-42　弹拨法

1. 动作要领

（1）拇指深按的程度：一般要深按至所需调理的肌肉、

肌腱或韧带组织，待出现酸胀、疼痛的指感后，再做与上述组织呈垂直方向的往返拨动。若单手拇指指力不足时，可以双手拇指重叠进行弹拨。

（2）弹拨法对深部组织刺激较强，使用后局部应加以轻快的揉摩手法，以缓解疼痛反应。

2. 操作要求

操作时，患者取坐位或卧位，操作者将精神集中于拇指指端，用指端着力插入肌筋缝隙之间或肌筋的起止点，由轻而重，由慢而快地弹而拨之，如弹琴拨弦，一弹一放，反复施用。

3. 知识应用

（1）弹拨法适用于慢性软组织损伤及痛症、关节屈伸不利等症。

（2）落枕可在压痛点处施以弹拨法，并辅以颈部屈伸、旋转、侧屈等被动运动。

（3）肱骨外上髁炎（网球肘）用局部手法调理后，可在压痛点肌腱处施以弹拨法。

（十）捻法

用拇指和食指指腹相对夹住一定部位的皮肉肌筋或关节部位，以两指的合力对称搓揉捻动，上下往返，捻而滑动，称为捻法（图3-43）。捻法具有疏通皮部、通经活络、行气理血、通利关节、

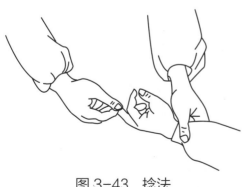

图3-43　捻法

祛风止痛及软坚化结等作用。

1. 动作要领

（1）动作灵活有节律，着力均匀和缓，速度适中。

（2）施术时，可借助按摩介质以润滑皮肤，避免损伤。

2. 操作要求

（1）用拇、食指螺纹面捏住一定部位，两指相对做搓揉动作。

（2）操作时，动作要灵活、快速，用劲不可呆滞。

3. 知识应用

捻法刺激较轻，适用于手指、足趾小关节及浅表肌肤处，可用于调理关节损伤、局部皮神经炎、局部麻木酸痛、局部粘连及肌肉萎缩等。

（十一）抖法

抖法是指用双手握住被操作者的上肢或下肢远端，用力做连续小幅度的上下颤动（图3-44）。

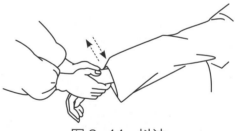

图 3-44　抖法

1. 动作要领

抖动时用力要自然，抖动幅度要小，频率要快。一般抖动幅度在3～5厘米。上肢抖法频率一般在每分钟200次左右，下肢抖法频率一般在每分钟100次左右。嘱咐被操作者一定要放松肢体，配合调理，否则无法进行。

2. 操作要求

（1）抖上肢法：被操作者取坐位或站立位，肩臂部放松。

操作者站在其前外侧，身体略为前俯。用双手握住其腕部，慢慢将被抖动的上肢向前外方抬起至60度左右，然后两前臂微用力做连续的小幅度上下抖动，使抖动所产生的抖动波如波浪般传递到肩部。

（2）抖下肢法：被操作者取仰卧位，下肢放松。操作者站其足端，用双手分别握住被操作者两足踝部，将两下肢抬起，离开床面30厘米左右，然后上、前臂同时施力，做连续的小幅度上下抖动，使其下肢及髋部有舒松感。两下肢可同时操作，也可单侧操作。

3.知识应用

抖法可用于四肢，以上肢为常用。应用中常与搓法配合，作为调理的结束手法。

（十二）拍法

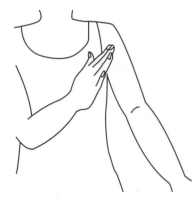

图3-45 拍法

拍法是指用虚掌或手指，有节律地平稳拍打体表的一定部位（图3-45）。

1.动作要领

操作时，手指自然并拢，掌指关节微屈，平稳而有节奏地拍打患部。

2.操作要求

（1）指实掌虚，利用气体的振荡，虚实结合，要做到有拍击声，声声清脆而不太疼痛。

（2）拍法要以腕力为主，灵活自如。

（3）一般拍打3～5次即可，对肌肤感觉迟钝麻木者，可拍打至表皮微红充血为度。

3.知识应用

拍法适用于肩背、腰臀及下肢部，对风湿酸痛、局部感觉迟钝或肌肉痉挛等有较好的调节作用。拍法配合其他手法调理，具有舒筋通络、行气活血的作用。

（十三）捏法

捏法是推拿手法的一种，与拿法相似，但需将肌肤提起，具有调和阴阳、增补元气、健脾和胃、疏通经络、行气活血的作用（图3-46）。

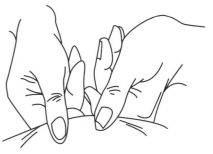

图3-46　捏法

1.操作方法

（1）用拇指和食、中两指相对，挟提皮肤，双手交替捻动，向前推进。

（2）手握空拳状，用食指中节和拇指指腹相对，挟提皮肤，双手交替捻动，向前推进。

2.动作要领

（1）提捏时，以腕关节用力为主，指关节做连续不断、灵活轻巧的挤捏，双手同时操作要协调。

（2）用力均匀柔和，速度可快可慢。捏法多用于脊椎部，故称为"捏脊疗法"。应用时，有"捏三提一"的说法。提捏膀胱经有关穴位的方法是自尾椎至大椎穴止，捏脊3～5遍，并根据病情在有关穴位上进行提捏。

3.知识应用

捏法常用于调节颈椎痛、腹泻、呕吐、消化不良等病症。

（十四）扫散法

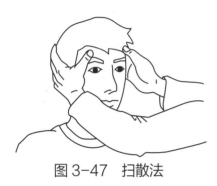

图3-47 扫散法

用手指在颞部做往返的摩擦运动，称为扫散法（图3-47）。扫散法具有平肝潜阳、醒脑安神、祛风散寒的功效。

1.操作方法

（1）手势：拇指伸直呈外展位，四指并拢微屈曲。

（2）分解动作：拇指以挠侧面少商部为着力点，自前额发际向后至太阳穴做直线的往返摩擦移动，并做少量的上下位移。另四指以指端为着力点，根据少阳胆经循行路线做弧线（即耳廓上缘、耳后至乳突范围）的往返摩擦移动。

（3）操作时，腕关节略背伸，以腕关节小幅度的左右摆动和肘关节少量的屈伸运动带动手部的扫散动作。

2.动作要领

（1）动作要平稳，避免头部随手法操作而晃动。

（2）适用于头颞部。手法要贴于头皮操作，以免牵拉头发根而疼痛。

3.知识应用

扫散法可调节头痛、头晕、失眠等病症。例如，对于高血压，采用扫散法，按揉百会穴，推桥弓；对于偏头痛，可采用扫散法，指揉列缺穴。

五、综合应用

目前，养老模式以家庭养老、社区养老为主，老年人学习按摩技术、学会自我调养是提高身体健康水平的重要方式。按摩方法简单，易于操作，只要坚持练习，可以获得延年益寿的功效。老年人经常按摩，可以达到疏风散寒、行气止痛、温补脾肾、延年益寿等功效，有利于经络疏通与血液循环，强壮筋骨，提高抗病能力，有效缓解精神压力大、失眠、头痛、头晕等症状。

（一）老年人头面部按摩

1.功能介绍

中医认为"头为诸阳之会，面为五脏之华"，经常按摩头部的腧穴有利于头皮的经络疏通与血液循环，有效缓解精神压力大、失眠、高血压、头痛、头晕等症状。

2.动作要领

（1）施术前，应剪修指甲，将手洗干净，避免损伤皮肤。

（2）老年人取仰卧位，面部朝上，操作者取端坐位。

（3）操作手法应均匀、持续、柔和、有力；要有悬劲，不可硬压、死按，以防推破皮肤。

（4）操作中，要随时遮盖不需要暴露的部位，防止受凉。

3.操作要求

（1）四指并拢，双手指腹分别整齐地排列在头两侧，双手拇指从眉心中线沿眉弓向两侧推按6次，由攒竹穴开始轻轻地往两侧按压，一直到达鱼腰穴和丝竹空穴，重复6次。

"提示"穴位：攒竹穴、鱼腰穴、丝竹空穴（图3-48）。

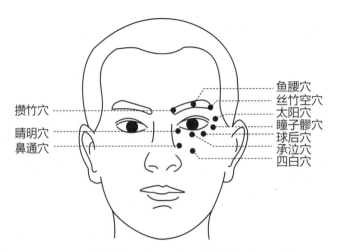

攒竹穴

睛明穴
鼻通穴

鱼腰穴
丝竹空穴
太阳穴
瞳子髎穴
球后穴
承泣穴
四白穴

图3-48　攒竹穴、鱼腰穴、丝竹空穴示意图

（2）双手四指并拢，将指腹整齐地排列在头两侧，双手拇指从眉心开始，沿中线一路推按至头部的神庭穴，推按10次。

"提示"穴位：神庭穴（图3-49）。

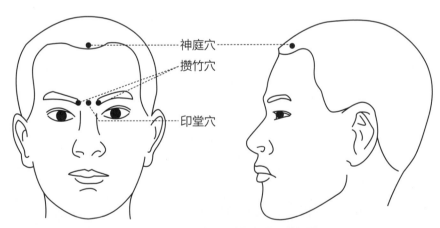

神庭穴

攒竹穴

印堂穴

图3-49　神庭穴示意图

（3）手指合拢，中指按在太阳穴上，顺时针方向揉按6次，再逆时针方向按揉6次。如受力较轻，可用双手大鱼际穴或小鱼际穴按揉。

"提示"穴位（部位）：太阳穴、大鱼际穴或小鱼际穴（图 3-50、图 3-51）。

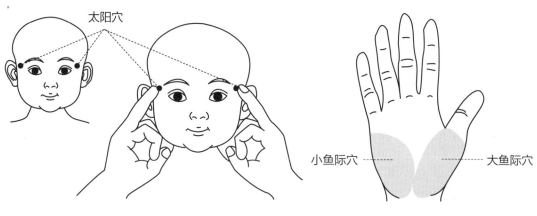

图 3-50　太阳穴示意图　　　图 3-51　大、小鱼际穴部位示意图

（4）双手四指并拢，将指腹放脸颊两侧，双手拇指从鼻根旁迎香穴开始向两侧推按 10 次。

"提示"穴位：迎香穴（图 3-52）。

（5）用双手拇指指腹按揉百会穴、神聪穴，重复 15 次。

"提示"穴位：百会穴、神聪穴（图 3-53、图 3-54）。

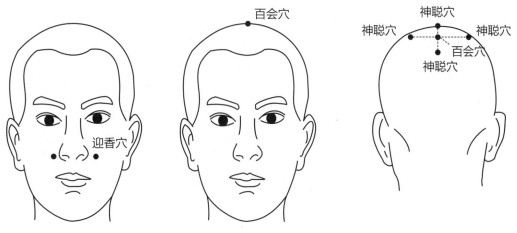

图 3-52　迎香穴示意图　　图 3-53　百会穴示意图　　图 3-54　神聪穴示意图

4.安全提示

（1）老年人极度疲劳及空腹饥饿时，不宜推拿。

（2）老年人有严重心脏病、肝病、肾病、结核病、出血性疾病、癌症、急性炎症及急性传染病或皮肤破损部位、脊柱损伤严重，禁止按摩。

案例

> 李爷爷，65岁，因高血压住院一周，现在症状有所缓解，但偶有头晕、头痛、眼花、耳鸣、失眠、乏力等症状。他坚持做了一个月头部按摩，症状得到有效缓解。
>
> 高血压是老年人常见疾病，发病后不仅会感觉到头晕、恶心、想吐，严重者可能会出现瘫痪等情况。老年人头面部按摩法简便易行，只要熟练操作，灵活应用，坚持头部按摩，就可以缓解头痛、头晕、失眠等症状。

（二）老年人背部按摩

1.功能介绍

中医学认为：背为阳，腹为阴。人体背部的脊柱是主一身阳气的督脉所在。老年人背部的脊椎骨容易弯曲，而且背部在冬天很容易受寒，导致生病，背部紧贴着五脏六腑。老年人进行背部按摩，可达到疏风散寒、行气止痛、温补脾肾、通经活络的功效。

2.动作要领

（1）施术前，应修剪指甲，将手洗干净，避免损伤皮肤。

（2）老年人取俯卧位，面部朝下。操作者取站立位，自然站立。

（3）操作手法应均匀、持续、柔和、有力；要有悬劲，不可硬压、死按，以防推破皮肤。

（4）操作中，要随时遮盖不需暴露的部位，防止受凉。

（5）背部按摩可选用滑石粉等常用的介质，起到润滑、舒筋活血等作用。

3. 操作要求

（1）拿捏肩井穴（图3-55）。以大拇指顶住肩井穴，其他四指扶于肩前，与大拇指相对用力，提拿起整个肩部肌肉，一拿一放地交替进行。

注意：整个手掌始终与肩部接触，用力适中，将整个肌肉尽数提起。此动作可以放松颈肩部肌肉，对缓解疲劳有很好的效果。用轻柔的力量做还可以调理失眠的症状。

"提示"穴位：肩井穴（图3-56）。

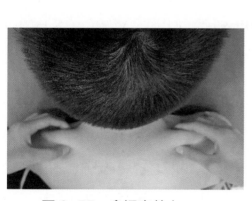

图3-55 拿捏肩井穴

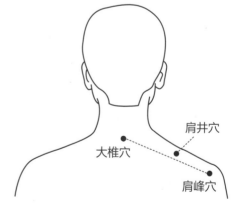

图3-56 肩井穴示意图

（2）按揉腰背穴（图3-57）。用手掌掌根或拳面放在被操作者后背脊柱两侧肌肉上（先从左侧肌肉做起，再做右侧肌肉），做轻快、柔和的回旋运动。

注意：手要按住肌肉施加一定压力，不要在皮肤上摩擦。在一固定点按揉数十秒后将手向下移一手掌宽，再重复此操作，直至按揉到臀部以上。

"提示"穴位：腰背穴（图3-58）。

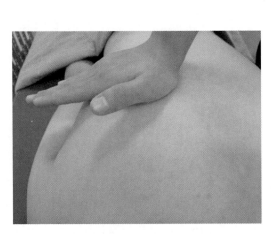

图3-57　按揉腰背穴

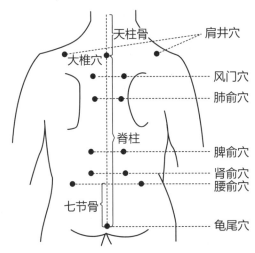

图3-58　腰背穴位示意图

（3）提捏夹脊穴（图3-59）。用单手或双手的拇指与食指相对，将脊柱旁边的一条形肌肉用力提起，边移边提，边提边拿，先自上而下（从颈部以下做到臀部以上），再自下而上（从臀部以上做到颈部以下）操作。上下反复操作两遍。操作中注意对称提捏，不宜用力抓拧。

（4）点按背俞穴（图3-60）。将双手拇指指端放在大椎穴左右各旁开一横指的位置，用一定的力量点按并持续数秒，下移1厘米左右的距离再点按，如此操作直至臀部以上。如果遇到疼痛敏感的部位，可以适当加长按压时间。疼痛点会提示身体有某些不适，通过点按可以部分缓解这些不适。

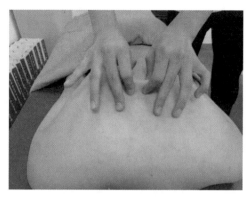

图 3-59　提捏夹脊穴

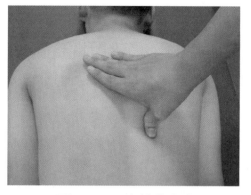

图 3-60　点按背俞穴

（5）摩擦大椎穴（图 3-61、图 3-62）。用手掌放在大椎穴上反复摩擦（可左右手交替进行）20 ~ 30 次。此操作可以消除颈肩部肌肉疲劳，疏风散寒，预防感冒。

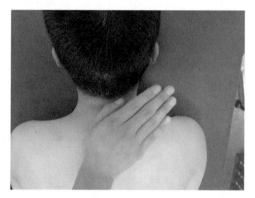

图 3-61　摩擦大椎穴

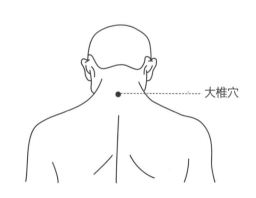

大椎穴

图 3-62　大椎穴示意图

（6）推按脊背穴（图 3-63）。将双手掌根放在脊柱两旁，掌根朝内，指尖朝外，同时用力向外推按。从颈肩部开始，推至肩关节再回到脊柱两侧，在刚才出发点向下一点的位置开始重复上述操作，从背部一直操作到腰部。

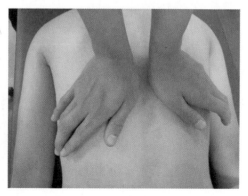

图 3-63　推按脊背穴

4.安全提示

（1）极度疲劳及空腹饥饿时，不宜推拿。

（2）有严重心脏病、肝病、肾病、结核病、出血性疾病、癌症、急性炎症及急性传染病、皮肤破损、脊柱损伤者，禁止按摩。

 案例

> 张爷爷，70岁，体育教师退休，因长期运动、弯腰工作患有"腰肌劳损"。他退休后坚持做了三个月背部按摩，症状得到明显缓解。
>
> 腰酸背痛是老年人常见症状，经常按摩背部，能够促进血液循环，舒筋通络，可以达到预防疾病和保健的效果，可调节高血压，延长寿命。

（三）老年人自我按摩——拍法

1.功能介绍

中医认为：人有八虚，肺心有邪，其气留于两肘；肝有邪，其气流于两腋；脾有邪，其气留于两髀；肾有邪，其气留于两腘。

拍法就是用虚掌拍打体表某部位或穴位。拍法具有舒筋活络、行气活血、缓解痉挛、消除疲乏的作用，多用于肩背、腰臀及下肢部等。

2.动作要领

（1）施术前，应修剪指甲，将手洗干净，避免损伤皮肤。

（2）老年人取端坐位或站立位。

（3）操作时，手指自然并拢，手指关节微屈成虚掌，平稳有节奏地拍打，拍到轻微充血为度。操作手法应均匀、持续、柔和、有力。

3. 操作要求

（1）腋窝。腋窝处的顶点上有个穴位称为极泉穴，经常按摩此穴位可以宽胸宁神、调和气血。左手上举，用右手手掌拍打左腋下，再上举右手，用左手手掌拍打右腋下，每遍拍打30～50次，反复操作5遍。

"提示"穴位：极泉穴（图3-64）。

（2）腘窝穴。腘窝穴是膝后区的菱形凹槽，有个很重要的穴位称为委中穴。经常拍打委中穴有行气活血、缓解痉挛的功效，对常见的坐骨神经痛、小腿疲劳、脖子酸痛、臀部疼痛等疼痛性疾病有良好作用。取坐位，自己用两手虚掌着力，连续拍打两侧腘窝穴。

"提示"穴位：委中穴（图3-65）。

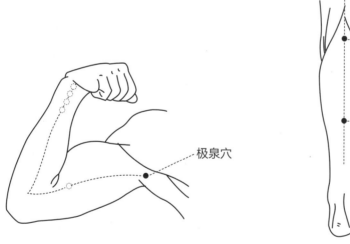
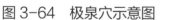
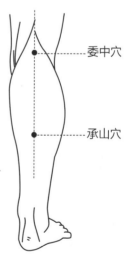

图3-64　极泉穴示意图　　　图3-65　委中穴示意图

（3）肚脐。肚脐名为神阙穴，它内联十二经脉，被医家视为治病要穴。经常拍打肚脐可起到安神宁心、疏肝利胆、调和气血、通利三焦的作用。取站立位，用左右手虚掌着力，以前臂发力，连续不断地轻微拍打肚脐100次。

"提示"穴位：神阙穴（图3-66）。

（4）肘窝。肘窝是肘关节前方的一个三角形的凹陷，它是经络非常密集的地方，经常按揉可起到行气活血、散淤祛毒的作用。取站立位，一侧上肢伸直，肘窝向上，用另外一只手虚掌着力，两侧交替拍打各100次（图3-67）。

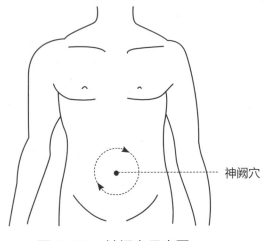

图3-66　神阙穴示意图

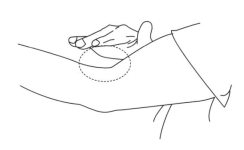

图3-67　拍肘窝

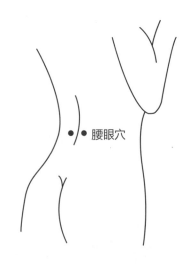

图3-68　腰眼穴示意图

（5）腰骶窝。腰骶窝，俗称"腰眼"，是人体腰骶部的一个凹陷。人随着年龄的增长，很容易会因腰骶部的劳损而出现腰疼等症状。常按摩腰骶部具有疏松筋骨、消除疲劳的效果。取站立位，上身略前俯，用左右手虚掌着力，连续拍打腰骶部5～10次。

"提示"穴位：腰眼穴（图3-68）。

4.安全提示

（1）极度疲劳及空腹饥饿时，不宜推拿。

（2）有严重心脏病、肝病、肾病、结核病、出血性疾病、癌症、急性炎症及急性传染病、皮肤破损、脊柱损伤严重者，禁止按摩。

（3）自我按摩时，力量要适度，频率要缓慢，手法要轻柔，以补法为主，方向以自然顺畅为宜。

（4）自我按摩时，每天一次为宜，每次不超过30分钟。

💡 案例

王爷爷，68岁，退休工人，有冠心病病史，经常出现胸闷、胸痛、乏力、呼吸困难等，伴有出汗、恶心、呕吐等症状。他退休后坚持每天一小时自我拍法练习，精神状况明显好转。

把按摩手法融入家庭，方法简单，很容易掌握，也可节省按摩费用。长期按摩身体五大重点部位，既是治病保健的方法，又是科学养生的方法。长期按摩，会让老年朋友身心轻松，脏腑受益，从而达到延年益寿的效果。

（四）老年人腹部按摩

1. 功能介绍

中医认为：腹部为"五脏六腑之宫城，阴阳气血之发源"。脾胃为人体后天之本，腹部按摩可加强排泄，防止和消除便秘，促进脂肪的吸收，起到减肥效果；对患有动脉硬化、高血压、脑血管疾病的人，能平息肝火，心平气和，血脉流通，可起到良好的调理作用。

2.动作要领

（1）施术前，应修剪指甲，将手洗干净，避免损伤皮肤。

（2）老年人取仰卧位，面部朝上，操作者取站立位或端坐位。

（3）操作手法应均匀、持续、柔和、有力；要有悬劲，不可硬压、死按，以防推破皮肤。

（4）施术前，应要求老年人排空小便，操作中要随时遮盖不需要暴露的部位，防止受凉。

3.操作要求

（1）摩中。右手掌放于脐上4寸处，左手重叠于右手背，顺时针方向摩50～100次，以腹部温热为宜（图3-69）。

（2）揉气海穴、关元穴。右手掌心紧贴于脐下1.5寸处气海穴，左手放于右手掌背，做顺时针方向揉动，再摸关元穴按揉，以小腹部发热为宜（图3-70）。

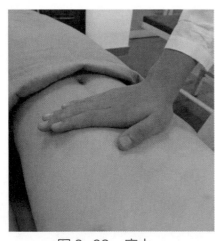 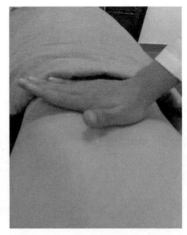

图3-69 摩中　　　　　图3-70 揉气海穴、关元穴

（3）揉腹。一手掌心贴脐部，另一手按手背，做轻快柔和的揉动，每次2分钟（图3-71）。

（4）擦两肋。两手大鱼际紧贴两侧肋部，做前后往返擦动，快速有力，以透热为度（图3-72）。

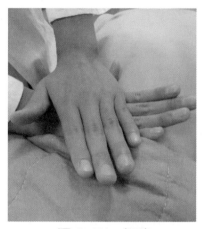

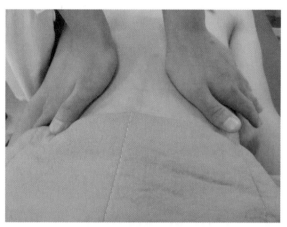

图3-71 揉腹   图3-72 擦两肋

（5）擦少腹。两手小鱼际紧贴两侧天枢穴附近，做上下往返擦动，以透热为度（图3-73）。

（6）揉天枢穴。两手中指腹按于两侧天枢穴，按揉20～30次（图3-74）。

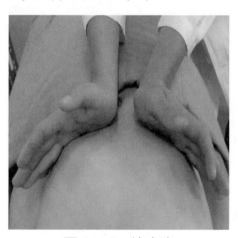

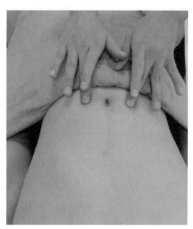

图3-73 擦少腹   图3-74 揉天枢穴

4.安全提示

（1）老年人极度疲劳及空腹饥饿时，不宜推拿。

（2）皮肤有化脓性感染，腹部有肠炎、痢疾、阑尾炎等急性炎症，腹部有癌症，不宜按揉。

（3）出现腹内温热感、饥饿感，或产生肠鸣音、排气等，也属于正常反应，不必担心。

 案例

> 周爷爷，66岁，已退休，有多年胃病史，曾做过胃大部切除手术，偶有腹胀、腹痛、食欲缺乏、嗳气、恶心、呕吐等症状。他老伴坚持每天为他做腹部按摩，症状明显好转。
>
> 脾胃是人体气机升降的枢纽，只有升清降浊，方能气化正常。腹部按摩方法简便易行，只要持之以恒，可以让老年朋友健康、长寿、快乐。

（五）老年人腿部按摩

1. 功能介绍

最常见的老年人病就是腿脚无力、关节疼痛等。老年人适当进行腿部按摩，可达到通经活络、祛邪扶正的目的，也可以缓解身体疼痛。

2. 动作要领

（1）施术前，应修剪指甲，将手洗干净，避免损伤皮肤。

（2）操作手法应均匀、持续、柔和、有力；要有悬劲，不可硬压、死按，以防推破皮肤。

3. 操作要求

（1）按揉臀部。取俯卧位，用拳背侧按揉臀肌1分钟，再用并拢的四指推揉1分钟，可防治臀肌损伤等病症（图3-75）。

（2）拿捏大腿。取坐位，脚尖跷起，大腿后部肌肉松弛，用同侧手大把拿捏，自下而上反复 3～5 遍，可解除大腿疲劳和防治腿痛（图 3-76）。

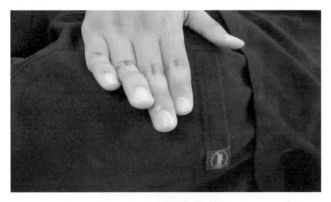

图 3-75 按揉臀部

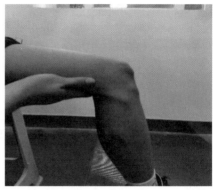

图 3-76 拿捏大腿

（3）抱揉膝关节。取坐立位，将膝搭于另一大腿上，或坐位屈膝，用双手掌抱揉 1～2 分钟，可防治膝痛（图 3-77）。

（4）拿捏小腿。取坐位或卧位，一手扶膝，一手拿捏小腿后方的腓肠肌，自上而下，从轻到重拿捏 1～2 分钟，可恢复小腿疲劳、增强腿力（图 3-78）。

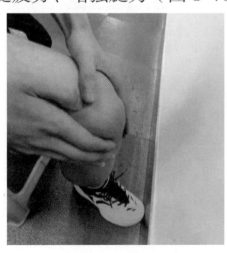

图 3-77 抱揉膝关节

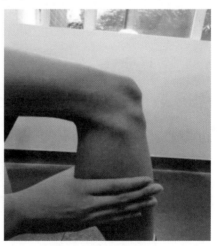

图 3-78 拿捏小腿

（5）摩脚。洗脚后，双手搓热，轻揉按摩，也可局部按摩涌泉穴（足心）或太冲穴（一、二足趾关节后）或太溪穴（内踝高点与跟腱之间凹陷处），对头昏、失眠、厌食、面色晦暗、疲劳、高血压、便秘等具有防治作用（图3-79）。

（6）甩腿。手扶物或扶墙，先向前甩动小腿，使脚尖向上翘起，然后向后甩动，使脚尖用力向后，脚面绷直，腿也尽量伸直。甩腿时，上身正直，两腿交换各甩数十次。甩腿可预防半身不遂、下肢萎缩无力及腿麻、小腿抽筋等（图3-80）。

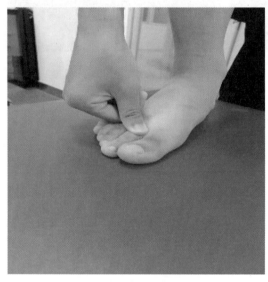 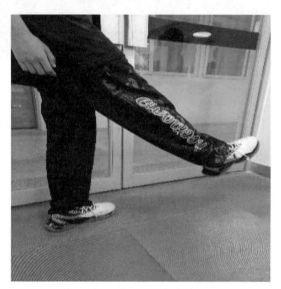

图3-79　摩脚　　　　　　　　　　图3-80　甩腿

4. 安全提示

（1）一般饭后2小时进行，老年人极度疲劳及空腹饥饿时，不宜推拿。

（2）有严重心脏病、肝病、肾病、结核病、出血性疾病、癌症、急性炎症及急性传染病、皮肤破损、脊柱损伤严重者，禁止按摩。

（3）力量不宜太重，轻柔舒服为主，按摩时间一般为5～10分钟。

案例

> 高奶奶，65岁，退休工人，有"老寒腿"病史，常有下肢肌肉酸痛、肢体麻木等不适。她坚持每天做腿部按摩，症状明显缓解。
>
> 很多人上班忙于工作，退休后才关注自身健康，越来越重视自己的腿部保健。社会上腿部按摩也越来越变得热门。老年人经常按摩腿部，可以达到通经活络、缓解身体疼痛的功效。

（六）老年人耳部按摩

（1）先分别在耳朵前后以及耳郭等部位涂抹适量的润滑油，提升按摩效果（图3-81）。

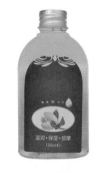

图3-81 按摩润滑油

（2）用拇指与食指的指腹相对，按揉耳屏前的听宫穴、听会穴、耳门穴3个穴位，进行点压式的按揉、提捏（图3-82）。

（3）用同样的方法按揉耳郭，由上向下至耳垂部位，反复按揉60次左右（图3-83）。

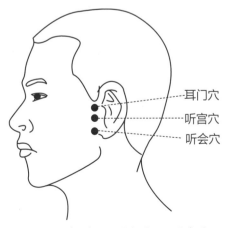

图3-82 耳门穴、听宫穴、听会穴示意图

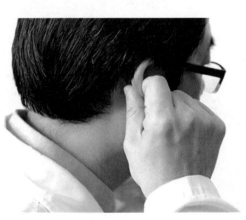

图3-83 按揉耳郭

（4）以圆圈似的轨迹揉捏耳垂，以增加血液运行，促进血液循环。

💡 **案例**

> 李爷爷，85岁，退伍军人，有"耳鸣"病史，伴有头晕、目眩等症状。几年来，他坚持每天做耳部按摩，目前症状明显缓解。
>
> 老年人随着年龄增长，器官老化、意识衰减，特别是出现头部血脉流通减缓、耳部失聪等情况，通过长时间按摩耳部，可改善、延缓、减轻一些功能性障碍和老化，使其增强生活信心、提高老年生活质量。

第二讲　拔　罐

拔罐，是中医康复调理的一种方法，又名火罐气、吸筒疗法（图3-84）。它是应用各种方法排除罐筒内空气以形成负压，使其吸附体表以预防疾病的方法。随着医疗实践的不断发展，不仅罐的材质和拔罐的方法不断得到改进和发展，而且调理的范围也逐渐扩大，生活中人们常用抽气罐进行自我服务。

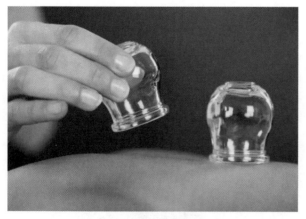

图3-84　拔罐

💡 温馨提示

（1）拔罐是一种常用日常调理方法，疼痛感不明显，接受人群广。

（2）拔罐可以将身体里的湿气、寒气通过皮肤组织渗透出来，从而排除邪气，让人精神倍增。

（3）因为身体的经络、穴位和五脏六腑都是相连相通的，所以通过外界的吸力，会刺激身体表面的穴位，进而通过筋骨经络，使得人体内部器官得到相应的调理，让人气血畅通，强身健体。

（4）对于人体局部的组织损伤、腰间盘突出等症状，拔罐也有一定的功效。长期定期进行拔罐，可以减轻疼痛，缓解症状。

一、功效与种类

（一）拔罐的功效

拔罐具有通经活络、行气活血、消肿止痛、祛风散寒、散结拔毒、退热等作用。

（二）罐的种类

拔罐法是以罐为工具，利用燃烧排除罐内空气，造成负压，使罐吸附于施术部位，产生温热刺激并造成被拔部位的皮肤充血、出现瘀血。罐的种类很多，临床常用的有竹罐、陶罐、玻璃罐和抽气罐等（图3-85至图3-88）。生活中，抽气罐操作简便易行。

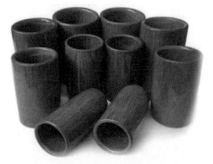

图 3-85 竹罐

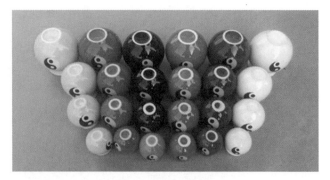

图 3-86 陶罐

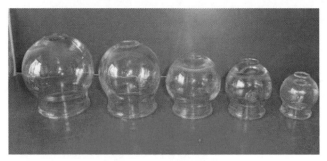

图 3-87 玻璃罐

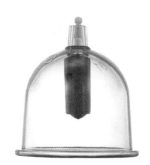

图 3-88 抽气罐

二、应用方法

（一）清洗消毒火罐

按照"一人一用一清洗一消毒"的原则，防止交叉感染。

1.手工清洗

罐具清洗应在独立的区域清洗；应配备洗罐工具，如刷子、清洗液、滤水篮筐、浸泡桶等；应配备防水围裙、手套、护目镜等防护用品。

2.消毒

（1）含氯消毒液消毒：清洗后完全浸泡于含氯 500 mg/L 的消毒液中，加盖使其完全浸泡，浸泡时间大于 30 分钟，再用清水冲洗干净，干燥保存备用（图 3-89）。

（2）清洗后，完全浸泡于其他同等作用且合法有效的消毒剂中，消毒后清水冲洗干净，干燥后保存备用。

（二）使用方法

临床应用拔罐法时，可根据不同情况，选用不同的拔罐法。常见的拔罐法有以下6种。

1. 留罐

留罐又称坐罐，即拔罐后将罐子吸附留置于施术部位10～15分钟，然后将罐起下（图3-90）。一般疾病均可应用此法，而且单罐、多罐皆可应用。

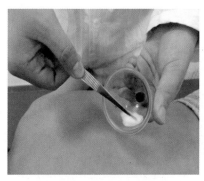 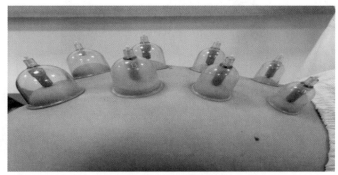

图3-89　消毒火罐　　　　　　　　　图3-90　留罐

2. 走罐

走罐又称推罐，一般用于面积较大、肌肉厚的部位，如腰背部、大腿部等（图3-91）。可选用口径较大的玻璃火罐，罐口要平滑，先在罐口或欲拔罐部位涂凡士林油膏等润滑剂，再将罐拔住；然后，医者用右手握住罐子，向上、下、左、右需要拔罐的部位往返推动，至所拔部位的皮肤潮红、充血或出现瘀血时，将罐起下。

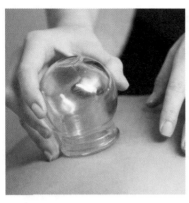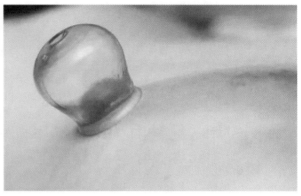

图 3-91 走罐

3. 闪罐

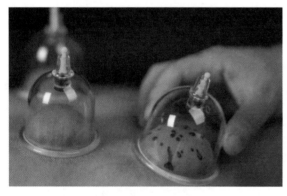

图 3-92 闪罐

采用闪火法将罐拔住后，又立即起下，再迅速拔住，如此反复多次地拔上起下，起下再拔，直至皮肤潮红为度（图 3-92）。

拔罐后，一般留罐 10 分钟左右，待局部皮肤充血，瘀血呈紫红色时即可取罐。取罐时，一手扶罐身，一手指按压罐口的皮肤，使空气进入罐内，火罐即可脱落，不可硬拉或拖动。

温馨提示

（1）投火法：将酒精棉球或纸片点燃后投入罐内，然后速将火罐罩在施术部位。此法适于侧面横拔，否则会因燃物下落而烧伤皮肤。

（2）闪火法：用镊子或止血钳夹住燃烧的酒精棉球，在火罐内壁中段绕一圈后迅速退出，然后将罐罩在施术部位。此法较安全，不受体位限制，节约棉球。

4. 留针拔罐

此法是将针刺和拔罐相结合应用的一种方法（图 3-93），即先针刺待得气后留针，再以针为中心点将火罐拔上，留置 10 ～ 15 分钟，然后起罐拔针。

5. 刺血拔罐

此法又称刺络拔罐（图 3-94），即在应拔部位的皮肤消毒后，用三棱针点刺出血或用皮肤针叩打后再行拔罐，使之出血，以加强刺血的作用。一般针后拔罐留置 10 ～ 15 分钟。

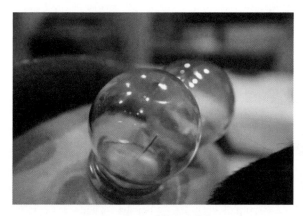

图 3-93　留针拔罐

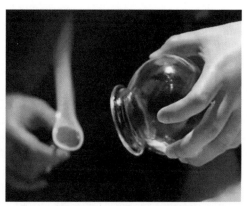

图 3-94　刺血拔罐

6. 药罐

先在抽气罐内盛贮一定的药液，一般为罐子的一半左右，药物常用生姜、辣椒液、风湿酒等，或根据需要配制。然后按抽气罐操作法抽去空气，使罐吸附在皮肤上（图 3-95）。

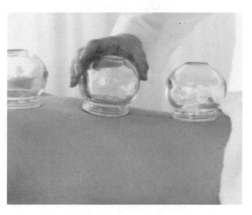

图 3-95　药罐

三、注意事项

拔罐法可应用于感冒咳嗽、肺炎、哮喘、头痛、胸胁痛、风湿痹痛、腰腿痛、扭伤、胃痛、疮疖肿痛、毒蛇咬伤（排除毒液）等。

在应用过程中，应注意以下方面：

（1）要选择舒适的体位，应根据不同部位选择不同口径的罐。注意，选择肌肉丰满、富有弹性、没有毛发和骨骼凹凸的部位，以防掉罐。拔罐动作要做到急、准、快，才能使罐拔紧，吸附有力。

（2）起罐时，一般先用左手夹住火罐，右手拇指或食指在罐口旁边按压一下，使空气进入罐内，即可将罐取下（图3-96）。若罐吸附过紧时，切不可硬行上提或旋转提拔，以轻缓为宜。

（3）皮肤有过敏、溃疡、水肿者，或自发性出血和损伤性出血不止者，不宜拔罐（图3-97）；高热抽搐者，不宜拔罐。

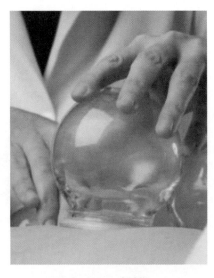

图3-96 起罐

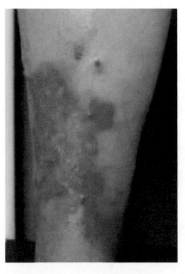

图3-97 拔罐禁忌证

（4）用火罐时，应注意勿灼伤或烫伤皮肤。若烫伤或留罐时间太长而皮肤起水泡时，小的无须处理，仅敷以消毒纱布，防止擦破即可；水泡较大时，用消毒针将水泡刺破放出水液，涂以龙胆紫药水，或用消毒纱布包敷，以防感染（图 3-98）。

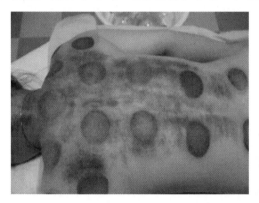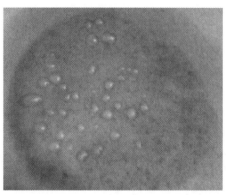

图 3-98 拔罐后出水泡

💡 温馨提示

（1）操作要熟练、小心烫伤。

（2）人在醉酒、过分饥饿时，不能进行拔罐。

（3）对某些带有炎症或者本身有出血性疾病的人来说，拔罐不但无助，而且会造成更强的破坏性后果。

（4）拔罐后，在一定时间内切记不要洗澡，不要着凉，否则无病也会引起疾病，更有甚者加重病情。

四、综合应用

（一）颈椎部拔罐法

颈椎部拔罐法可以改善颈部痉挛状态。

（1）血瘀型：多见颈骨硬痛，固定不移，痛若针刺，兼见肢体麻木。选穴：肩贞穴（在肩部后面，正腋后纹头上方一横指）、天宗穴（肩胛骨冈下窝的中央）、阿是穴。操作：上述穴位拔火罐 10 分钟，起罐后局部按摩，头部做旋转动作，隔日 1 次，3 次为 1 个疗程。

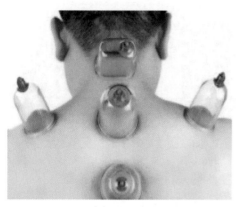

图 3-99　风寒湿痹型拔罐位置

（2）风寒湿痹型：多见肩臂疼痛、麻木，肌肉萎缩无力，颈项沉重酸痛，僵硬不能活动，恶寒畏风（图 3-99）。选穴：大抒穴（第 1 胸椎棘突下，旁开 1.5 寸）、风门穴（第 2 胸椎棘突下，旁开 1.5 寸）、阿是穴。操作：吸拔在穴位上，留罐 10 ~ 20 分钟，每日或隔日 1 次，10 次为 1 疗程。

（二）涌泉穴拔罐法

古人非常重视人体的肾脏，称之为"先天之本""生长发育之源"。涌泉穴（图 3-100）是肾经的第一个穴位，位于人体的最下部足掌心处，体内湿毒之邪重着黏腻，容易蕴积于下，不易排出，日积月累，阻塞经气，或随经气传至身体的其他部位，造成多种疾病。所以，涌泉穴经常拔罐可以及时排除体内的湿毒

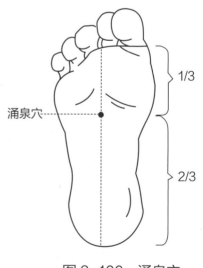

图 3-100　涌泉穴

浊气，疏通足少阴肾经的经气，旺盛肾气，充沛人体的精力，具有固齿乌发、聪耳明目、延缓衰老的作用。

（三）应用拓展

1. 拔三阴交穴，调血补血

三阴交穴位于内踝上三寸，是肝、脾、肾三条阴经的交会穴（图3-101）。肝藏血、脾统血、肾藏精，"精血同源"。肾为先天之本，脾为后天之本，先天赖后天的滋养，后天赖先天的促动。

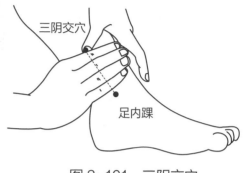

图3-101　三阴交穴

经常拔三阴交穴，可调补肝、脾、肾三经的气血。三经气血调和，则先天之精旺盛，后天气血充足，因而可以达到调补精血、健康长寿的目的。

2. 足三里穴拔罐

足三里穴是足阳明胃经的合穴，四总穴之一，是人体最重要的保健穴位，古人称之为"长寿穴"（图3-102、图3-103）。足阳明胃经是多气多血之脉，从头一直到脚，纵贯全身。所以，足三里穴拔罐除了可以调节消化系统的功能外，对头痛、牙痛、精神失常、发热、鼻炎、口眼歪斜、口唇生疮、哮喘、心悸、高血压、腹痛、泄泻等疾病都有一定的效果，故有"肚腹三里留"之说。

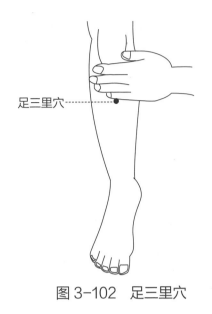

图 3-102 足三里穴

足三里穴

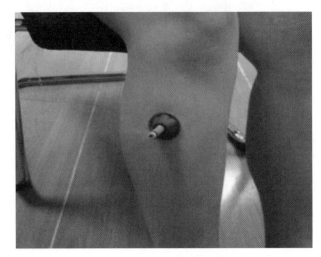

图 3-103 足三里穴拔罐

第三讲 刮 痧

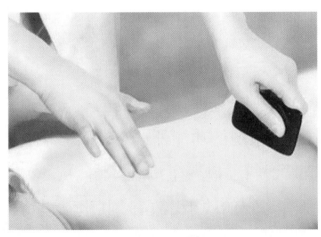

图 3-104 刮痧

刮痧，是利用边缘光滑的工具，如刮痧板、硬币、汤匙等，在身体局部皮肤上进行刮拭，使局部皮肤充血，从而起到改善局部微循环、疏通活络、调和营血、活血化瘀等作用，达到扶正祛邪、保健强身的目的（图 3-104）。

一、功效与种类

（一）刮痧的功效

刮痧是一种传统的绿色疗法，能改善人体血液循环，促进新陈代谢，增强人体免疫功能。

刮痧的预防保健作用明显，主要有以下3个方面：

（1）刮痧法作用部位是体表皮肤。皮肤是机体暴露于外的最表浅部分，直接接触外界，且对外界气候等变化有防卫作用（图3-105）。

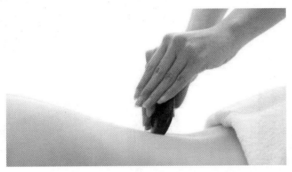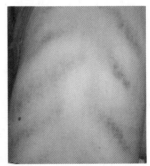

图3-105 刮痧后的皮肤

健康人常做刮痧（如取背俞穴、足三里穴等）可增强卫气，卫气强则护表能力强，外邪不易侵表，机体自可安康。若外邪侵表，出现恶寒、发热、鼻塞、流涕等表证，及时刮痧（如取肺俞穴、中府穴等）可将表邪及时祛除，以免表邪不祛，蔓延进入五脏六腑而生大病。

（2）行气活血，舒筋通络。刮痧作用于肌表，使经络通畅，气血通达，是消除疼痛和肌肉紧张、痉挛的有效方法。

（3）排除毒素，增强抵抗力。刮痧过程使体内毒素加速排除，增强全身抵抗力，可以减轻病势，促进康复。

（二）刮痧板的种类

刮痧板是刮痧的主要器具（图3-106）。刮痧板一般选择本色玄黄的砭石与天然水牛角做原料，通过刺激人体的相关经络、穴位，从而达到康健养生的效果。

刮痧板是一种治病防病的非药物无损伤的自然健康疗法器具。常用的刮痧板形状有半圆形、鱼形、肾形、椭圆形等（图3-107）。

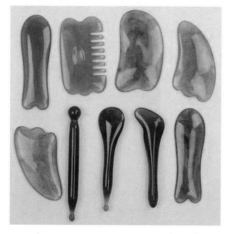 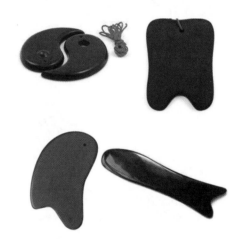

图3-106　刮痧板种类　　　　图3-107　常用刮痧板形状

选择刮痧板首先是选材质，从刮痧板的材质上分，有铁板、勺子、瓷器、玉石、水牛角、黄牛角等。出现得最早的刮痧工具则是铜钱，一般都是在上面沾水便可刮痧。随着社会的不断发展，对刮痧板的质量要求也自然越来越高，其中最常见的是砭石和水牛角。水牛角在中药上本就有清热解毒、活血化瘀的效果，使用其他材质（如玉石）应该会更好，但价格比较昂贵，且易碎。

传统的刮痧疗法主要适应证为痧病，所用工具有瓷器类（碗、盘、勺、杯的边缘）、金属类（铜、银、铝币及金属板）、生物类（蚌壳）等。刮痧部位为脊背、颈部、胸腹、肘窝、腘窝。

1. 牛角刮痧板

牛角刮痧板是民间传统最好的刮痧器具，所用的材质有水牛角、黄牛角、牦牛角等，其中以水牛角最为广泛（图3-108）。水牛角味辛、咸、寒，辛可发散行气、活血润养，咸能软坚润下，寒能清热解毒，具有发散行气、清热凉血解毒以及活血化瘀等作用。

2. 玉石刮痧板

玉石有清音哑、止烦渴、定虚喘、安神明、滋养五脏六腑的作用，是具有清纯之气的良药，可避秽浊之病气。玉石有滋阴清热、养神宁志、健身祛病的作用。玉石刮痧板有助于行气活血、疏通经络，且没有副作用（图3-109）。

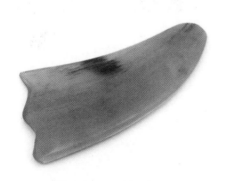 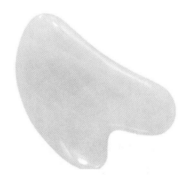

图3-108　牛角刮痧板　　　图3-109　玉石刮痧板

3. 砭石刮痧板

砭石刮痧板又称砭板，是用泗滨砭石（泗滨浮石）制成的可用作刮痧的保健砭具（图3-110）。砭板具有特殊的能量场，直接或间接接触人体均可以改善人体微循环，起到活血化瘀、调理疾病的作用。

4.磁疗刮痧板

磁疗刮痧板是结合传统工艺与现代磁疗技术的刮痧器具，以水牛角磁疗刮痧板使用最为广泛（图3-111）。"磁"是一种金属氧化物，我国用磁治病已有悠久历史。它可引起人体神经、体液代谢等一系列变化，具有活血、化瘀、消肿、止痛、消炎、镇痛等作用。

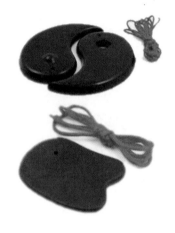

图 3-110　砭石刮痧板

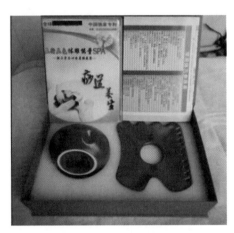

图 3-111　磁疗刮痧板

二、应用方法

（一）刮痧板消毒

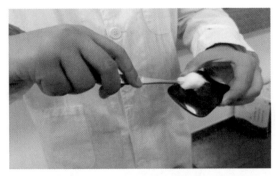

图 3-112　刮痧板消毒

水牛角刮痧板常用75%的医用酒精进行擦拭消毒（图3-112）。砭石、陶瓷、玉石的刮痧板除可采用以上消毒法外，还可以进行高温、高压或煮沸消毒。一般用油来保养板子，越养越透，越养越熟，透着亮彩。

（二）使用方法

（1）在刮痧时，刮痧板应与人体皮肤呈60度或90度。刮痧板在刮拭时先涂抹介质，再以施术部位为中心，并尽量向外周扩大其范围。

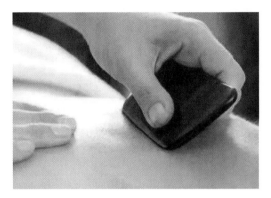

图3-113 刮痧板用法

（2）用手握住刮痧板，刮痧板的底边横靠在手掌心部位，大拇指及另外四个手指呈弯曲状，分别放在刮痧板两侧（图3-113）。使用刮痧板时，关键在于力度与速度的掌握和控制。"重而不板，轻而不浮"是对力度的要求。刮痧时，要不停地询问被操作者的主观感受，并注意观察局部皮肤的情况。"快而不滑，慢而不滞"是对速度的要求。速度过快，则不能渗透；速度过慢，则达不到效果。

（三）操作要求

（1）被操作者取舒适体位，充分暴露其施治部位，并用温水洗净局部。

（2）用边缘光滑的汤匙（或调羹、铜币等）蘸上麻油（菜籽油、花生油、豆油或清水均可），在需要刮痧的部位单向重复地刮。每处大约需刮20下，皮肤出现深红色斑条即止。

（3）刮拭方向、顺序：一般原则是自上向下，或由身体中间刮向两侧，或每次都由内向外，不得来回刮动。先头、背、腰部及胸、腹部，可根据病情决定刮拭的先后顺序。每个部位一般先刮阳经，再刮阴经；先刮拭身体左侧，再刮拭身体右侧。

（4）刮痧部位通常只在被操作者背部或颈部两侧。根据具体情况，有时也可在颈前喉头两侧、胸部、脊柱两侧、臂弯两侧或膝弯内侧等处刮痧，也可按照病情需要选择适合的部位刮痧。

刮拭方法	操作规范	适宜部位
面刮法	用手持刮痧板，刮拭时用刮痧板的1/3边缘接触皮肤，刮痧板向刮拭的方向倾斜30度到60度，以45度应用最为广泛，利用腕力多次向同一方向刮拭，有一定的刮拭长度	适用于身体比较平坦部位的经络、穴位
角刮法	用刮痧板角部在穴位上自上而下刮拭，刮痧与刮拭皮肤呈45度倾斜	多用于肩部肩贞穴、胸部中府、云门穴
点按法	刮痧板角与穴位呈90度垂直，由轻到重，逐渐加力。片刻后猛然抬起，使肌肉复原，多次重复，手法连贯	适用于无骨骼的软组织处和骨骼凹陷部位，如人中、膝眼
拍打法	用刮痧板一端的平面拍打体表部位的经穴	多用于四肢特别是手肘窝和膝窝
按揉法	用刮痧板角部20度倾斜按压在穴位上，做柔和的旋转运动，刮痧板角平面始终不离开所接触的皮肤，速度较慢，按揉力度应渗透至皮下组织或肌肉	常用于对脏腑有强壮作用的穴位，如合谷穴、足三里穴、内关穴以及后颈背腰部全息穴区中痛点的调理
厉刮法	刮痧板角部与穴区呈90度垂直，刮痧板始终不离皮肤，并施以一定的压力做短距离（约1寸长）前后或左右摩擦	适用头部全息穴区
疏理经气法	按经络走向，用刮痧板自下而上或自上而下循经刮拭，平稳和缓，连续不断	一次刮拭面宜长，一般从肘膝关节部位刮至指趾尖

（5）每一部位可刮2～4条或4～8条"血痕"。按部位不同，"血痕"可刮成直条或弧形。

（6）使用较小的刮匙，可在穴位处刮痧。常用的穴位有足三里穴、天突穴、曲池穴及背部的一些腧穴。在穴位处刮痧，除具有刮痧本身的效果外，还可疏通经络、行气活血。

（7）在穴位处刮痧适用于腹痛、胃肠型感冒、暑热恶心，以及因痧所致的肌肉或全身酸痛。

各部位操作要点如下：

①头部：不涂刮痧润滑剂，为增强刮拭效果，可使用刮痧板薄面边缘或刮痧板角部刮拭，每个部位刮30次左右，刮至头皮有发热感为宜（图3-114）。

②背部：背部由上向下刮拭，一般先刮后背正中线的督脉，再刮两侧的膀胱经和夹脊穴。肩部应从颈部分别向两侧肩峰处刮拭（图3-115）。

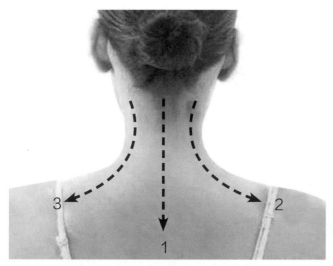

图3-114 头部刮痧走向示意图

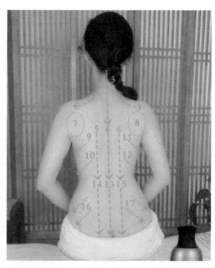

图3-115 背部刮痧走向示意图

③胸部：胸部正中线任脉天突穴至膻中穴，用刮痧板角部自上向下刮拭。胸部两侧以身体前正中线任脉为界，分别向左右（先左后右）用刮痧板整个边缘由内向外沿肋骨走向刮拭，注意隔过乳头部位。中府穴处宜用刮痧板角部从上向下刮拭。

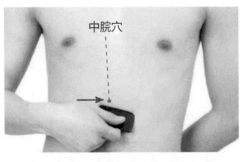

图3-116　腹部刮痧走向示意图

④腹部：腹部由上向下刮拭，可用刮痧板的整个边缘或1/3边缘，自左侧依次向右侧刮（图3-116）。有内脏下垂者，应由下向上刮拭。

⑤四肢：四肢由近端向远端刮拭，下肢静脉曲张及下肢浮肿者，应从肢体末端向近端刮拭，关节骨骼凸起部位应顺势减轻力度。

三、注意事项

（1）做刮痧疗法时应避风，注意保暖。室温较低时应尽量减少暴露部位，夏季高温时不可在电扇处或有对流风处刮痧。刮痧时，应正确选择部位：应选择便于刮痧者操作，既能充分暴露所刮的部位，又能使受术者感到舒适，有利于刮拭部位的肌肉放松，可以持久配合的体位。

（2）初次刮痧时，应先了解刮痧的一般常识，消除精神紧张情绪。

（3）空腹、过度疲劳、过度紧张、熬夜后不宜用刮痧法；对体质弱、出汗、吐泻过多、失血过多等虚症，用补刮手法。

（4）刮痧板应边缘光滑，边角钝圆。刮痧前应仔细检查其边缘有无裂纹及粗糙处，以免伤及皮肤。刮痧板在刮痧后应用卫生纸擦拭干净后，再泡入消毒液中消毒，最后擦干备用。水牛角刮痧板若长时间置于潮湿位置或浸泡在水里，或长时间暴露在干燥的空气中，均会产生裂纹，影响使用寿命。

（5）一般每个部位刮 3～5 分钟，最长不超 20 分钟。刮痧出痧后 30 分钟以内忌洗凉水澡，刮痧后一般约 3 小时方可洗浴。刮痧出痧后，最好饮一杯温开水（最好为淡糖盐水），并休息 15～20 分钟。刮痧次数一般是第一次刮完过 3～5 天，痧退后再进行第二次刮治。出痧后 1～2 天，皮肤可能轻度疼痛、发痒，这些反应属正常现象。不可片面追求出痧。

（6）刮痧过程中，要及时发现晕刮先兆。

①晕刮的症状：发生晕刮时，轻者出现精神疲倦、头晕目眩、面色苍白、恶心欲吐、出冷汗、心慌、四肢发凉；重者血压下降、神志昏迷。

②晕刮的处理：应立即停止刮痧，消除紧张，帮助其平卧，注意保暖，饮温开水或糖水。马上拿起刮痧板用角部点按人中穴，力量宜轻，避免重力点按后局部水肿。对百会穴和涌泉穴施以泻刮法，受术者病情好转后，继续刮内关穴、足三里穴。采取以上措施则可立即缓解。

（7）刮痧后的正常情况如下：

①刮痧后局部可出现不同颜色、不同形态的痧（图 3-117）。皮肤表面的痧有鲜红色、暗红色、紫色及青黑色。痧的形态有散在、密集或斑状或结块状，湿邪重者皮肤表面可见小疱样痧。皮肤下面深层部位的痧多为大小不一的包块状或结节状。深层痧表面皮

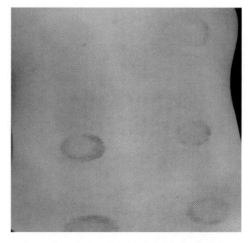

图 3-117 刮痧后皮肤出痧表现

103

肤隐约可见青紫色。刮痧时，出痧局部皮肤有明显发热的感觉。

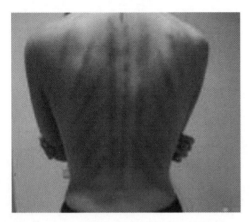

图 3-118　刮痧后 12 小时皮肤出痧表现

②刮痧半小时左右，皮肤表面的痧逐渐融合成片。深部包块样痧慢慢消失，并逐渐由深部向体表扩散。在 12 小时左右，包块样痧表面皮肤逐渐呈青紫色或青黑色。深部结节状痧消退缓慢，皮肤表面 12 小时左右也逐渐呈青紫色或青黑色（图 3-118）。

③刮痧后 24 ~ 48 小时内，出痧表面的皮肤在触摸时有疼痛感，出痧严重者局部皮肤表面微微发热。

④刮出的痧一般 5 ~ 7 天即可消退，痧消退的时间与出痧部位、痧的颜色和深浅有密切的关系。

（8）使用刮痧法，可配合如针灸、推拿、药物等其他方法，以增疗效。

（9）刮痧时，要沿一个方向刮，不要来回刮。刮痧油被皮肤吸收后，应及时蘸取、补充。

四、禁忌证

（1）有出血倾向的疾病和血栓性静脉炎的疾病，如血小板减少症、白血病症、过敏性紫癜症等禁刮。

（2）肌断、骨折、脱位、发热者禁刮。

（3）患有活动性结核病、艾滋病等法定传染病者禁刮。

（4）表皮破损处和疮疡、痈疽、癌变的局部以及烧伤、烫伤等开放性外伤者禁刮。

（5）急性软组织损伤、局部肿胀严重者慎刮。

（6）患有严重心、脑、肺、肾、肝疾病者，高血压者禁刮，其他严重疾病经不起刮痧或诊断不明的较严重疾病的病者禁刮。

（7）需进行外科手术者慎刮。

（8）糖尿病、下肢静脉曲张、局部及下肢浮肿者慎刮。

五、综合应用

刮痧法适用于感冒、发热、高温中暑、神经痛、肩周炎、落枕、慢性腰痛、风湿性关节炎等，还适用于预防疾病、强身健体、减肥等。

（一）中暑症

1. 原理

夏秋之际，风邪湿热较重，较易出现痧症，人们也称为中暑。刮痧是刮拭人体不同部位的皮肤来刺激经络，可使毛细血管扩张，血液循环通畅，从而达到增强身体免疫力、祛病强身的功效。它对感冒、发烧、肠胃不适、中暑症、高血压、肌肉劳损等多种病症均有良好疗效。

除中暑症状外，可将右手中指弯曲，在被操作者胸部皮肤上划一下，如有明显的紫红色隆起的划痕，就说明有"痧"，即可通过刮痧将暑湿之邪及时祛除，达到解表清暑、宁心开窍的功效。

2.刮痧部位

选穴：风府穴、哑门穴、足太阳膀胱经穴、大椎穴、合谷穴、内关穴。

（1）风府穴：后发际正中直上1寸，枕外隆凸直下凹陷中。

（2）哑门穴：位于项部，后发际正中直上0.5寸，第1颈椎脊突下。

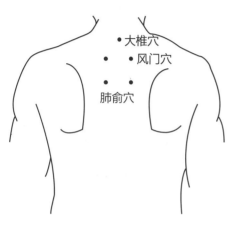

图3-119　大椎穴

（3）大椎穴：后正中线上，第7颈椎棘突下凹陷中（图3-119）。

（4）合谷穴：位于手背，第1、第2掌骨间，在第2掌骨桡侧的中点处。

（5）内关穴：位于前臂正中，腕横纹上2寸，在桡侧腕屈肌腱与掌长肌腱之间。

3.操作要求

（1）材料用具：刮痧一般使用水牛角制成的"刮痧板"，民间也有用杯盖、调羹或小碗，也有使用玉石的。为防止刮痧过程中皮肤破损，刮痧时通常会使用润滑剂保护皮肤，如由多种药和植物油炼制而成的"活血润滑剂"，民间也有用食用油替代的。

（2）刮痧顺序：先刮风府穴、哑门穴，然后用三棱针放痧大椎穴，再刮背部膀胱经穴，最后刮前臂内关穴、合谷穴。

（3）操作方法：在需刮痧部位涂抹适量刮痧油，先刮颈后部风府穴至哑门穴，由上至下，宜用刮痧板角部，刮30次，出痧为度（图3-120）；然后刮拭膀胱经穴，分别为背部正中线旁开1.5寸和旁开3寸二线，用刮痧板角部由上至下刮拭30次，出痧（图3-121）；最后分别刮上肢内侧内关穴和手背部合谷穴各30次，出痧为度。

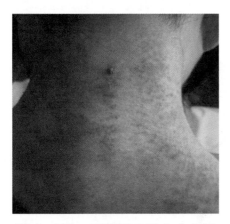
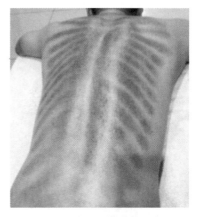

图3-120　颈部刮痧后出痧表现　　图3-121　背部刮痧后出痧表现

（4）中暑不宜刮痧人群：

①凡体表有疖肿、破溃、疮痈、斑疹和不明原因包块处禁止刮痧。

②急性扭伤、创伤的疼痛部位或骨折部位禁止刮痧。

③有严重心脑血管疾病、肝肾功能不全、全身浮肿者禁止刮痧。

④接触性皮肤病传染者忌用刮痧。

⑤过度饥饱、过度疲劳、醉酒者不可接受重力、大面积刮痧，否则会引起虚脱。

（二）眼睛疲劳

以刮痧板由内眼角顺眉棱骨沿眉毛刮动，也就是由眉毛头的鱼头穴经中段的鱼腰穴，刮到眉毛的鱼尾，然后轻闭眼睛，在眼皮上轻刮，不可用力，以免眼珠受害。或采用其他可以缓解眼睛疲劳的方式（图 3-122）。

（三）紧张

以刮痧板沿耳后粗筋（即胸锁乳突肌）直至肩部朝单方向刮动，特别加强大椎穴和肩井穴的刮动（图 3-123）。

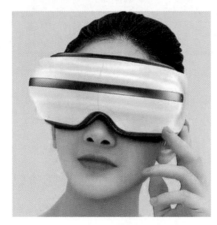 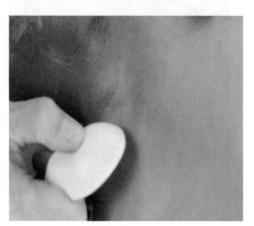

图 3-122　缓解眼睛疲劳　　　　图 3-123　缓解颈部疲劳

（四）失眠

刮头顶的百会穴（由前向后）、神门穴、涌泉穴等效果显著（图 3-124 至图 3-126）。

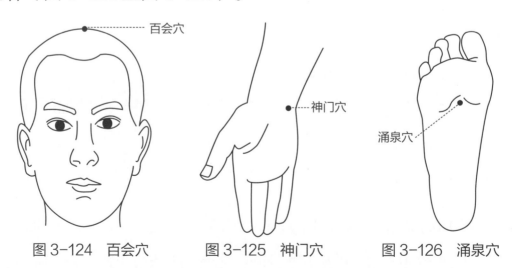

图 3-124　百会穴　　　图 3-125　神门穴　　　图 3-126　涌泉穴

第四讲　艾　灸

艾灸是用艾绒为主要材料制成的艾炷或艾条点燃以后，在体表的一定部位进行熏灼，给人体以温热性刺激以防治疾病的一种方法（图3-127）。

一、作用与功效

（一）作用

（1）艾灸具有温经通络、行气活血、祛湿散寒的作用，可用于调理风寒湿邪为患的病症及气血虚引起眩晕、贫血等病症。

（2）艾灸具有温补中气、回阳固脱的作用，可用于调理久泄、久痢、遗尿、脱肛及寒厥等。

（3）艾灸具有消瘀散结的作用，对瘰疬、痈肿未化脓者，有一定疗效。

（4）常灸关元穴、气海穴、足三里穴等，可增强抗病能力，起防病保健的作用（图3-128）。

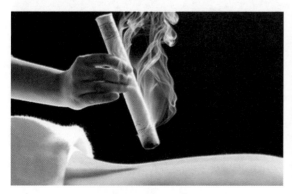

图3-127　艾灸

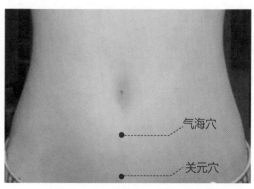

图3-128　关元穴、气海穴

（二）特殊方式的功效

（1）隔姜灸具有解表散寒、温中止呕的作用，可用于外感表症、虚寒性呕吐、泄泻、腹痛等。

（2）隔蒜灸具有清热、解毒、杀虫的作用，可用于痈肿疮疡、蠹虫咬伤，对哮喘、脐风、肺痨、瘰疬等也有一定疗效。

（3）隔附子饼灸具有温肾壮阳作用，可用于命门火衰而致的遗精、阳痿、早泄等。

（4）隔盐灸具有温中散寒、扶阳固脱的作用，可用于虚寒性呕吐、泄泻、腹痛、虚脱等。

（5）温针灸具有针刺和艾灸的双重作用，一般针刺和艾灸的共同适应症均可运用。

二、应用方法

将纯净的艾绒放在平板上，用手指搓捏成圆柱形状，称为艾炷（图3-129）。每燃烧一个艾炷称为一壮。

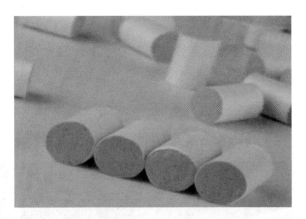

图3-129　艾炷

（一）艾炷灸

艾炷灸分为直接灸和间接灸两类。

1. 直接灸

将艾炷直接放在皮肤上施灸称直接灸，分为无瘢痕灸和瘢痕灸。

（1）无瘢痕灸：将艾炷置于穴位上点燃，当艾炷燃到2/5左右，被操作者感到灼痛时，即更换艾炷再灸（图3-130）。一般灸3～5壮，使局部皮肤充血起红晕为度。

（2）瘢痕灸：又称"化脓灸"，施灸前用大蒜捣汁涂敷施灸部位后，放置艾炷施灸（图3-131）。每炷必须燃尽方可继续加炷施灸，一般灸5～10壮。因施灸时疼痛较剧，灸后产生化脓并留有瘢痕，所以灸前必须征得被操作者的同意。正常情况下，灸后1周左右，施术部位化脓（称"灸疮"），5～6周后，灸疮自行痊愈，结痂脱落，留下瘢痕。

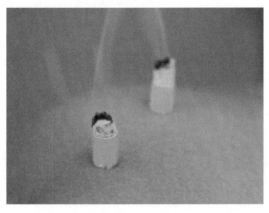

图 3-130　无瘢痕灸

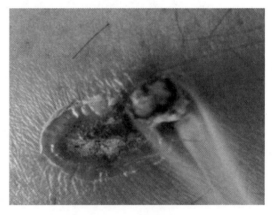

图 3-131　瘢痕灸

2.间接灸

艾炷不直接放在皮肤上，而用药物隔开放在皮肤上施灸称为间接灸。间接灸分为以下4种。

（1）隔姜灸：用鲜生姜切成直径2～3厘米、厚0.4～0.6厘米的薄片，中间以针刺数孔，置于施术处，上面再放艾炷灸之（图3-132）。

（2）隔蒜灸：用鲜大蒜头切成厚0.3～0.5厘米的薄片，中间以针穿刺数孔，上置艾炷放在应灸的穴位上或患处，然后点燃施灸，待艾炷燃尽，易柱再灸，一般灸5～7壮（图3-133）。因大蒜液对皮肤有刺激性，灸后起疱。若要使灸后不起疱，可将蒜片向上提起，或缓慢移动蒜片。此法多用于瘰疬、肺结核、腹中积块及胃溃疮疡等。

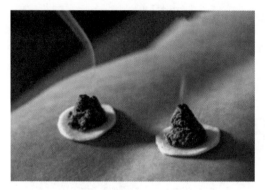

图3-132　隔姜灸

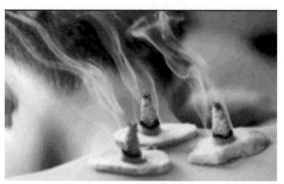

图3-133　隔蒜灸

（3）隔附子饼灸：用附子粉末和酒，做成硬币大小的附子饼，中间以针刺数孔，置于施术处，上面放艾炷灸之（图3-134）。

（4）隔盐灸：用食盐填敷于脐部，上置大艾炷连续施灸，至症状改善为止（图3-135）。

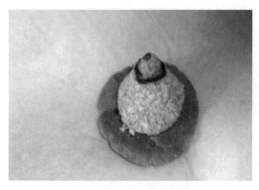

图3-134　隔附子饼灸

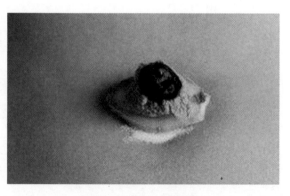

图3-135　隔盐灸

（二）艾条灸

艾条是取艾绒 24 克，平铺在 26 厘米长、20 厘米宽、质地柔软疏松而又坚韧的桑皮纸上，将其卷成直径为 1.5 厘米的圆柱形封口而成。也有在艾绒中掺入其他药物粉末，称为药条。

药条处方：肉桂、干姜、丁香、独活、细辛、白芷、雄黄、苍术、没药、乳香、川椒各等份，研为细末，每支药条在艾绒中掺药 6 克。

艾条灸分为温和灸、雀啄灸和回旋灸 3 类。

（1）温和灸：将艾条的一端点燃，对准施灸处，距 0.5～1寸进行熏烤，使被操作者局部有温热感而无灼痛（图 3-136）。一般每处灸 3～5 分钟，至皮肤稍起红晕为度。

（2）雀啄灸：艾条燃着的一端与施灸处不固定距离，而是像鸟雀啄食一样，上下移动或均匀地左右移动或反复旋转施灸（图 3-137）。

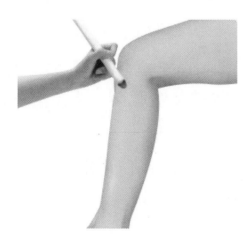

图 3-136　温和灸

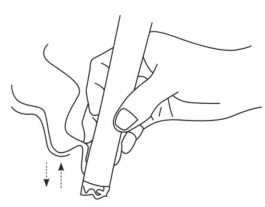

图 3-137　雀啄灸

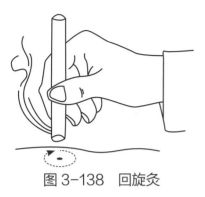

图 3-138　回旋灸

（3）回旋灸：施灸时，艾条点燃的一端与施灸部位的皮肤虽保持一定的距离，但不固定，而是左右移动或反复旋转施灸，一般每穴灸 5～10 分钟，至皮肤红晕为度（图 3-138）。

三、注意事项

艾灸的应用范围比较广泛，尤其适用于慢性虚弱性及风寒湿邪为患的病症。操作过程中要注意以下两个方面。

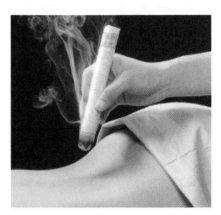

图 3-139　艾灸腰背部

1. 施灸的程度

操作时，一般先灸上部、胸部，后灸下部、腹部（图 3-139）；先灸头身，后灸四肢。但在特殊情况下，必须灵活运用，不可拘泥。

2. 施灸的禁忌

（1）施灸时，应注意安全，防止艾绒脱落，烧损皮肤或衣物。

（2）凡湿症、热症及阴虚发热者，一般不宜用灸法。

（3）脸部五官和大血管的部位不得施瘢痕灸。

四、灸后处理

施灸后，局部皮肤出现微红灼热，属正常现象，无须处理，很快即可自行消失。

（1）如因施灸过量，时间过长，局部出现小水泡，只要注意不擦破，可任其自然吸收（图3-140）。

（2）如水泡较大，可用消毒毫针刺破水泡，放出水液，或用注射器抽出水液，再涂以龙胆紫，并以纱布包裹。

（3）如行化脓灸者，灸疮化脓期间，要注意适当休息，保持局部清洁，防止污染，可用敷料保护灸疮，待其自然愈合。

（4）如因护理不当并发感染，灸疮脓液呈黄绿色或有渗血现象者，可用消炎药膏或玉红膏涂敷。

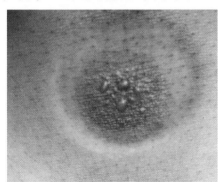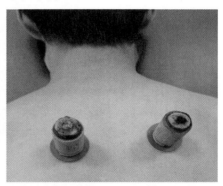

图3-140　灸后出水泡表现

五、综合应用

1. 百会穴

（1）位置：位于背部，后发际正中上7寸，当两耳尖直上，头顶正中（图3-141）。可以通过两耳角直上连线中点，简易取此穴。

（2）用于头痛、头重脚轻、痔疮、高血压、低血压、宿醉、目眩失眠、焦躁等病症。此穴为人体督脉经络上的重要穴道之一，是调理多种疾病的首选穴。

（3）用法：温和灸。温和灸该穴位，时间为 3 ~ 5 分钟，让罐体的温热、红外线及磁场刺激该穴位，可预防头昏头痛、失眠、阳气不足、神经衰弱等疾病。坚持每天温和灸，有保健长寿的功效。

2. 肩井穴

（1）位置：位于大椎穴与肩峰穴端连线的中点上，前直对乳中（图 3-142）。

（2）用于肩背痹痛、手臂不举、颈项强痛、中风、瘰疬、肩酸痛、头酸痛、头重脚轻、眼睛疲劳、耳鸣、高血压、落枕等；现代又多用于调理颈淋巴结结核、中风偏瘫等。

（3）用法：寒则通之或先泻后补或灸之，热则泻针出气或水针。灸法：艾炷灸 3 ~ 5 壮，艾条灸 10 ~ 20 分钟。

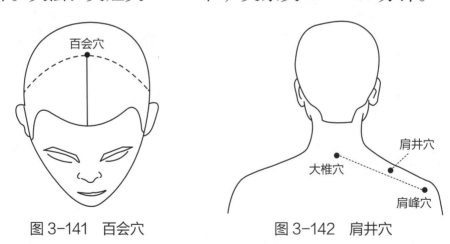

图 3-141　百会穴　　　　图 3-142　肩井穴

3. 大椎穴

（1）位置：位于第 7 颈椎棘突下凹陷中（图 3-143）。

（2）艾灸大椎穴能够起到保健作用，具有通阳解表、清热解毒、疏风散寒、清脑宁神、肃肺调气的功效。灸大椎穴主要起清热解表、补虚治劳的作用。

（3）用法：艾炷灸 3 ~ 5 壮，艾条灸 5 ~ 10 分钟。

4. 风门穴

（1）位置：位于背部，在第 2 胸椎棘突下，旁开 1.5 寸处（图 3-144）。

（2）艾条灸该穴位具有调理感冒、伤风、咳嗽、发热头痛、颈椎病、胸背痛、肩膀酸痛等功效。

（3）用法：艾炷灸 3 ~ 5 壮，艾条灸 5 ~ 10 分钟。

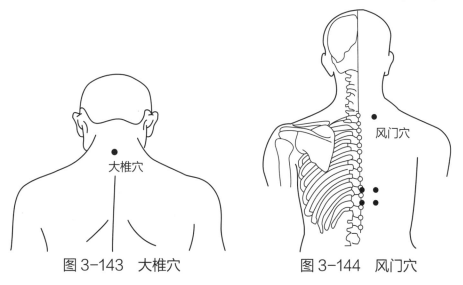

图 3-143　大椎穴　　　　　　图 3-144　风门穴

5. 肺俞穴

（1）位置：位于背部第 3 胸椎棘突下旁开 1.5 寸处或左右旁开两指宽处（图 3-145）。

（2）灸此穴可调补肺气，补虚清热，用于调理咳嗽、气喘、吐血、潮热盗汗、鼻塞等。

（3）用法：使用艾条悬灸，取穴时俯卧位或低头正坐。艾条点燃后放于穴位上方，距离皮肤 2 ~ 3 厘米进行熏灸，使局部有舒适温热感而无灼痛为宜，一般每次灸 10 ~ 15 分钟，以局部微红为度。每日或隔日 1 次。

6. 心俞穴

（1）位置：位于第 5 胸椎棘突下，旁开 1.5 寸处（图 3-146）。

（2）用于调理失眠、心悸、心痛、心绞痛、梦遗、盗汗、肋间神经痛、痫症、精神病等。

（3）用法：艾炷灸 3 ~ 5 壮，艾条灸 5 ~ 10 分钟。

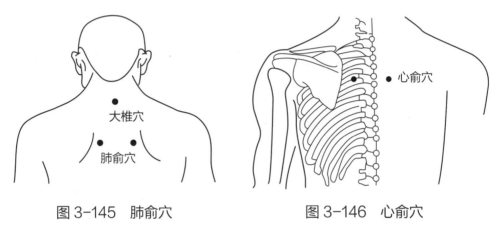

图 3-145　肺俞穴　　　　　　图 3-146　心俞穴

7. 肝俞穴

（1）位置：位于背部，在第 9 胸椎棘突下，旁开 1.5 寸处（图 3-147）。

（2）灸此穴可疏肝利胆、理气明目，用于调理肝胆、神志、眼目、血证等疾病，如脘腹胀痛、胸胁支满、黄疸结胸、吞酸吐食、饮食不化、目赤痒痛、胬肉攀睛、目生白翳、雀目、青盲、癫狂、脊强反折、鼻衄、唾血、吐血、头痛眩晕、颈项强痛、腰背痛、咳逆短气、寒疝、气瘿、瘰疬等。

（3）用法：艾炷灸 3 ~ 5 壮，艾条灸 5 ~ 10 分钟。

8. 脾俞穴

（1）位置：位于背部第 11 胸椎棘突下，左右旁开两指宽处或旁开 1.5 寸处（图 3-148）。

（2）灸此穴可利湿升清、健脾和胃、益气壮阳，常用于调理胃溃疡、胃炎、胃痉挛、神经性呕吐、肠炎等。

（3）用法：艾炷灸3～5壮，艾条灸10～15分钟。

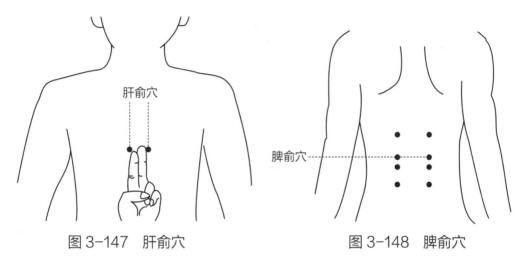

图 3-147　肝俞穴　　　　　　　　图 3-148　脾俞穴

9. 胃俞穴

（1）位置：位于背部，在第12胸椎棘突下，旁开1.5寸（图3-149）。

（2）用于调理胃痛、呕吐、呃逆、腹胀、腹痛等。

（3）用法：艾炷灸3～5壮，每次10～15分钟，每天1次或隔天1次。

10. 肾俞穴

（1）位置：位于第2腰椎棘突旁开1.5寸处或左右指宽处（图3-150）。

（2）用于调理腰痛、肾脏病、高血压、低血压、耳鸣、精力减退等。

（3）用法：艾炷温和灸3～5壮，每次10～15分钟，每周2次，连续1～2月。

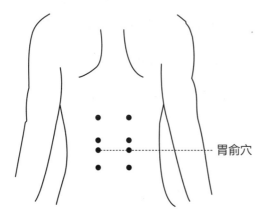

图 3-149　胃俞穴

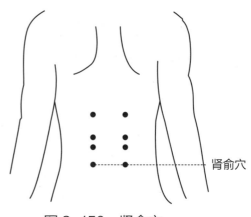

图 3-150　肾俞穴

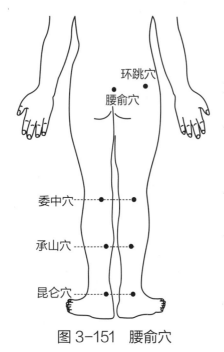

图 3-151　腰俞穴

11. 腰俞穴

（1）位置：位于人体骶部，在后正中线上，适对骶管裂孔（图3-151）。

（2）用于调理腰脊强痛、腹泻、便秘、痔疾、脱肛、便血、癫痫、下肢痿痹等。

（3）用法：艾炷灸3～5壮，每次10～15分钟，每天1次或隔天1次。

12. 膻中穴

（1）位置：在胸部前正中线上，平第4肋间，两乳头连线之中点（图3-152）。

（2）用于调理胸痹、心痛、心烦、心律不齐、心绞痛、咳嗽气喘、气管炎、支气管炎、哮喘、胸膜炎等。

（3）用法：艾炷灸1～2壮，每次3～5分钟。

13. 神阙穴

（1）位置：别称脐中、气舍、气合，属任脉，在脐中部，脐中央（图3-153）。

（2）用于调理腹胀、肝郁、消化不良等，适宜肝气郁结、抵抗力较差的人使用，健康的人也可用于日常养生保健。

（3）用法：艾炷温和灸1～2壮，每次3～5分钟。

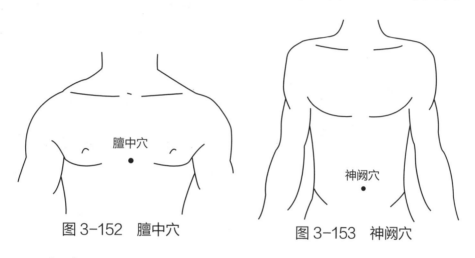

图 3-152　膻中穴　　　　图 3-153　神阙穴

14. 内关穴

（1）位置：位于前臂掌侧，在曲泽穴与大陵穴的连线上，腕横纹上2寸，掌长肌腱与桡侧腕屈肌腱之间（图3-154）。

（2）用于调理心痛、心悸、胸闷、胸痛、胃痛、呕吐、失眠、癫痫、上肢痹痛等。

（3）用法：艾炷灸3～5壮，每次10～15分钟。

15. 列缺穴

（1）位置：位于人体前臂桡侧缘，桡骨茎突上方，腕横纹上1.5寸（以取穴者自己拇指的指间关节的宽度为1寸），在肱桡肌与拇长展肌腱之间（图3-155）。

（2）用于调理咳嗽、气喘、偏头痛、颈项强直、落枕、三叉神经痛、颜面神经麻痹、哮喘、感冒、支气管炎、鼻炎、齿痛、脑贫血、惊悸、半身不遂、神经性头痛等。

（3）用法：艾炷灸3~5壮，每次10~15分钟。

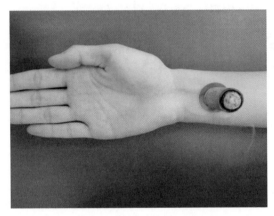 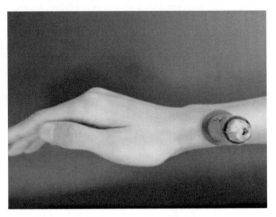

图3-154　灸内关穴　　　　　　　图3-155　灸列缺穴

16. 合谷穴

（1）位置：位于手背第1、2掌骨间，在第2掌骨桡侧的中点处，或以一手的拇指指骨关节横纹，放在另一手拇、食指之间的指蹼缘上，在拇指尖下就是合谷穴（图3-156）。

（2）用于调理头痛、牙痛、肠胃，美容养颜，退烧强肺，预防高血压等。

（3）用法：艾炷温和灸1~2壮，每次3~5分钟，每天2次。

17. 阳陵泉穴

（1）位置：位于人体的膝盖斜下方，小腿外侧之腓骨小头稍前凹陷中（图3-157）。

（2）用于调理膝关节炎、腰痛、脚麻痹、下肢瘫痪、关节筋迟缓或痉挛肿痛、抽筋、麻痹、坐骨神经痛、腰腿疲劳、踝扭伤、肩周炎、落枕、腰扭伤、臀部肌肉痛；缓解消化不良、胃溃疡、胆囊炎、肝炎、胆结石、胆绞痛、胆道蛔虫症、习惯性便秘；缓解高血压、遗尿、肋间神经痛。

（3）用法：艾炷灸3～5壮，每次10～15分钟，按照先后顺序，隔2～3天灸一次。

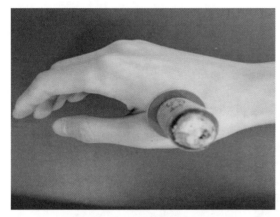 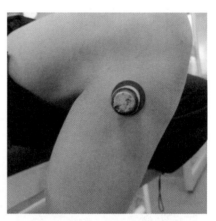

图3-156　灸合谷穴　　　　　　图3-157　灸阳陵泉穴

18. 足三里穴

（1）位置：位于小腿外侧，犊鼻下3寸，犊鼻与解溪连线上（图3-158）。

（2）灸此穴有以下功效：

①能增强体力，解除疲劳，强壮神经，预防衰老，对结核病、伤风感冒、高血压、低血压、动脉硬化、冠心病、心绞痛、风心病、肺心病、脑溢血具有防治作用。

②调理耳鸣、眩晕、腰痛、尿频、遗尿、小便不通、遗精、阳痿、早泄、哮喘等。

③调理胃肠虚弱、功能低下、食欲不振、腹膜炎、肠鸣、腹泻、便秘、消化吸收不良、肝脏疾患、胃痉挛、急慢性胃炎、

口腔及消化道溃疡、急慢性肠炎、胰腺炎、腹水膨胀、肠梗阻、痢疾、胃下垂等。

（3）用法：艾炷灸3～5壮，每次10～15分钟，按照先后顺序，隔2～3天灸一次。

19. 三阴交穴

（1）位置：位于内踝尖直上3寸，胫骨后缘处（图3-159）。

（2）用于调理小便不利、遗尿、脚气、失眠、神经性皮炎、高血压、脾胃虚弱、腹泻等。

（3）用法：艾炷灸3～5壮，每次10～15分钟。

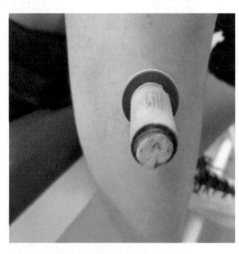

图3-158　灸足三里穴

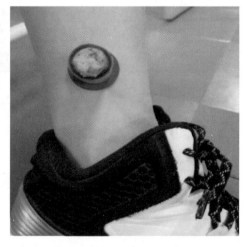

图3-159　灸三阴交穴

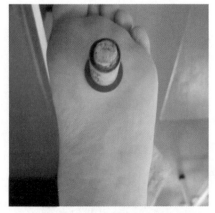

图3-160　灸涌泉穴

20. 涌泉穴

（1）位置：足底部，蜷足时足前部凹陷处，约当足底第2、3跖趾缝纹头端与足跟连线的前1/3与后2/3交点上（图3-160）。

（2）用于调理昏厥、中暑、癫痫、小儿惊风等急症及神智病症，如头痛、头晕、小便不利、便秘、足心热、咽喉肿痛等；还用于调理休克、高血压、失眠、癫痫、遗尿、神经性头痛等。药物敷贴涌泉穴是现代医疗中常用的调理方法之一。

（3）用法：艾炷灸 3～5 壮，每次 10～15 分钟，3 日灸一次，每月 10 次。

第五讲　热　熨

热熨法是采用药物和适当的辅料经过加热处理后，敷于患部或脾俞穴的一种方法（图 3-161）。热熨法是中医独特、有效的外治法之一。它可借助温热之力，将药性由表及里，通过皮毛腠理，循经运行，内达脏腑，疏通经络，温中散寒，畅通气机，镇痛消肿，调整脏腑阴阳，从而达到治病的目的。此方法操作简单、取材方便、简易安全，值得推广。

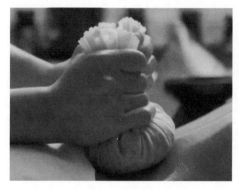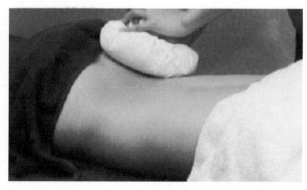

图 3-161　热熨

一、作用与功效

热熨法是利用吸热的物体，或拌上某些药物，加热熨在局部或特定穴位上，适当地移动位置，以达到行气活血、散寒止痛、祛瘀消肿的方法，适用于痹症、腰腿痛、脘腹痛、泄泻等。其主要原理：一是利用热源的温热，二是中药的温通，三是穴位的作用。

二、应用方法

将坎离砂放到碗内，加2%醋酸或食醋适量，拌匀，装上布袋，待温度升到45～50摄氏度后熨敷患处（图3-162、图3-163）。或将盐、麸皮、晚蚕沙炒至60～70摄氏度，装入布袋熨敷患处，每次15～30分钟。

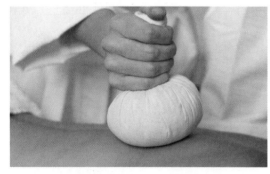

图3-162 热熨背部

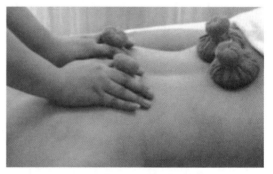

图3-163 热熨腰背部

1.盐熨法

将食盐放入锅内用小火炒至极热，将其分别装入两个布袋内，系好袋口，其中一个放在患处热敷，待凉后换另一个布袋，每次热熨1小时，每日1～3次，至痊愈止。此方法常用于调理风寒腹痛、冷痛、慢性腹泻、风湿腰痛、关节酸痛等病症。

2.麸熨法

将500～1 000克麦麸炒热后装入布袋内，敷在胃脘处。

此方法常用于调理食积胃痛、胸膈胁痛等病症。

3. 葱盐熨法

取葱（切碎）、盐各 500 克，一起放入锅内微炒热，装入布袋内敷于腹部。此方法常用于调理肚腹寒痛、小便癃闭、腹泻、跌打损伤等病症。

4. 生姜熨法

取生姜 500 克，捣烂后装入布袋内，敷于患处，上置热水袋热熨 1 ~ 2 小时。此方法常用于调理心胸痞满、胃气虚寒、痰饮积滞、消化不良、呕吐腹泻、寒湿痹痛等病症。

三、注意事项

（1）热熨前，局部可涂一层薄油脂保护皮肤。坎离砂温度过高时，可加布垫，并注意被操作者的反应，避免烫伤。

（2）随时观察皮肤有无潮红、水泡、烫伤，若有应立即停止热熨，局部涂以治烫伤的药物。

（3）如果热敷包不热，可以放进微波炉加热，加热时间根据微波炉的实际情况确定。

四、综合应用

1. 厥脱

温阳熨方：小茴香、川椒、葱、姜、盐，用小茴香、川椒以及葱姜捣合一处，加盐炒热，放脐部熨之；或于脐孔中放少许麝香。功能：回阳救逆，调理阳衰厥逆证。

2. 急性阑尾炎

盐熨方：粗盐 500 克，放铁锅内炒至频频发出爆裂声时，加入食醋少许，然后装入事先缝好的布袋内，趁热熨右下腹压痛明显处，每日 1 ～ 2 次，凉则更换，7 天为 1 疗程。功能：温经通络，调理阑尾周围脓肿。

3. 胃脘痛

胃痛热熨方：连须葱头 30 克、生姜 15 克，将前两味共捣烂炒烫，装入布袋，热熨胃脘部，药袋冷则更换，每日 2 次，每次 30 分钟，或以疼痛缓解为度。功能：温胃散寒，调理寒性胃痛。

4. 胃下垂

升胃饼：蓖麻子仁 10 克，升麻粉 2 克，蓖麻子仁捣烂如泥，拌入升麻粉，制成直径 2 厘米、厚 1 厘米圆药饼。剃去百会穴周围 2 厘米内头发，敷以升胃饼并加以固定。被操作者仰卧，放松裤带，用灌有 80 摄氏度热水的瓶子熨烫升胃饼 30 分钟，每日 3 次。每块药饼连用 5 天，10 天为 1 疗程。功能：补气升提，调理胃下垂。

5. 腹痛

腹痛热熨方：食盐 1 000 克，或麸皮 250 克，或姜渣 500 克，任选一种放锅内炒热，装入布包，遍熨腹部。一般先由上而下，由右至左，冷则易之。功能：温经通络，调理寒性腹痛。

6. 臌胀

臌胀热熨方：川椒 100 克、炙鳖甲 15 克、三棱 15 克、白术 15 克、阿魏 15 克，上药共研细末，加白酒适量炒烫，装入布袋。置于神阙穴，上覆热水袋以保持温度。功能：活血化瘀，调理气滞血瘀型臌胀。

7. 呃逆

呃逆热熨方：羌活15克、附子15克、茴香10克、木香10克、干姜10克、食盐250克，将上药炒热，用布包裹，频熨天枢穴处，冷后即换，每日1次。功能：温中降逆、止呃，调理寒呃。

8. 胁痛

胁痛热熨方：青皮适量，打碎，拌醋炒烫，装入布袋，热烫胁痛处。冷则更换，每日2次，每次30分钟。功能：理气止痛，调理胁下瘀积所致的疼痛。

9. 头痛、腰痛

盐熨法：取粗盐500克、艾叶20克，在锅内拌炒，使其受热均匀，炒热后立即放入缝好的布袋内。功能：热熨腹部，可调理虚寒性胃脘痛；热熨腰背，可调理肾虚腰背痛；热熨肩部，可调理肩周炎；热熨前额，可调理头痛。

10. 风湿关节痛

姜熨法：取生姜250克，洗净捣烂，挤出姜汁，备用。将姜渣炒热，装入布袋，热熨患处。待生姜凉后，加入姜汁再炒热，熨之。本法适用于因过食生冷、油腻而引起的脘腹痞满、胀痛等病症，还可以用于风湿性关节炎以及扭伤挫伤引起的局部肿痛。

11. 老寒腿

醋盐熨法：取粗盐300克，炒热，然后加入姜汁、醋各20毫升，边炒边撒，撒完后，再炒一会儿，将炒好的粗盐用布袋装好。热熨下肢，可调理小腿抽筋及"老寒腿"。

12.关节痛

葱熨法：取生葱 250～500 克，捣碎，放热锅内炒至极热，加少许白酒，搅拌均匀，装入布袋，热熨脘腹或腰腿患处。功能：调理因消化不良引起的胃脘痞满、关节痛、腰酸困等。

13.颈肩腰腿痛

麸皮熨法：取小麦麸皮 500 克，炒热，洒入白酒少许，搅拌均匀，装入布袋，热熨患处。功能：调理颈肩腰腿痛。

14.胃痛

卵石熨法：先备两个椭圆或柱形的鹅卵石，洗净，放入铁锅中加沙热炒。待卵石发烫后，取出装入布袋，置于患处上下滚动。在胃腹滚动时，应注意在由上向下滚动时匀和用力。功能：对寒湿引起的腰腿痛以及中寒食滞引起的胃痛、腹痛疗效颇佳。

15.腰背痛

热水熨法：如果手头暂时没有这些材料，也可以直接用热水。取热水袋，装入热水，塞紧盖子，然后热熨患处。功能：用于胃脘痛、腹痛、腰背痛，以及局部扭伤的调理。

第六讲 熏 洗

熏洗，是利用药物煎汤趁热在皮肤或患处进行熏蒸、淋洗的方法（一般先用药汤蒸气熏，待药液温时再洗）（图 3-164）。

此方法是借助药力和热力，通过皮肤、黏膜作用于肌体，促使腠理疏通、脉络调和、气血流畅，从而达到调理和预防疾病的目的。

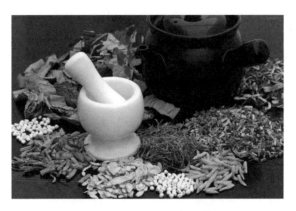

图 3-164　熏洗用物

一、作用与功效

煎泡并趁热熏洗患处的方法，称为熏洗法。因所用药物不同，分别具有疏通腠理、行气活血、清热解毒、消肿止痛、祛风除湿、杀虫止痒等作用，适用于调理目赤肿痛、筋骨疼痛、皮肤病、肛门疾病等。

二、分类方法

熏洗法可分为全身熏洗法、局部熏洗法两种。下面介绍局部熏洗法。

1.手熏洗法

（1）根据病症选定用药处方（图 3-165），准备好脸盆、毛巾、布单。

（2）将煎好的药物趁热倒入脸盆，被操作者先将手臂搁于盆口上，上覆布单不使热气外泄。待药液不烫手时，将患手浸于药液中洗浴。

（3）熏洗完毕后，用干毛巾轻轻擦干，避风。

2. 足熏洗法

（1）按照病症确定用药处方，准备好水桶或铁桶、小木凳、布单、毛巾。

（2）将煎好的药汤趁热倒入木桶或铁桶中，桶内置一只小木凳，略高出药汤面。老年人坐在椅子上，将足搁在桶内小木凳上，用布单将桶口及腿盖严，进行熏疗。待药汤不烫足时，取出小木凳，将患足没于药汤中泡洗。根据需要，药汤可浸泡至踝关节（图3-166）或膝关节部位。

（3）熏洗完毕后，用干毛巾擦干患处皮肤，注意避风。

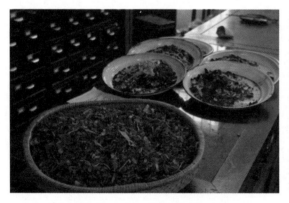

图3-165 熏洗药物

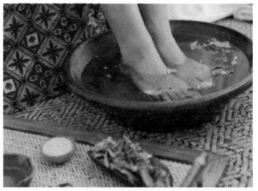

图3-166 熏洗水深至踝关节

3. 眼熏洗法

（1）按照病症确定用药处方，准备好脸盆或热水瓶、消毒药棉或消毒纱布、布单、毛巾。

（2）将煎好的药汤趁热倒入脸盆，取端坐姿势，向前微微弯腰，面向药汤，两眼紧闭，然后用布单将脸盆口盖严，勿使热气外泄。或将煎好的药汤趁热注入保温瓶内，将患眼对准瓶口先熏，待药液降温至不烫手时，用消毒棉花或消毒纱布蘸药液频频热洗患眼；也可用洗眼杯盛温热药汤（约为全杯容积的 2/3），被操作者先低头，使洗眼杯口紧扣在患眼上，接着紧持洗眼杯随同抬头，不断开合眼睑，转动眼球，使眼部与药汤接触。如患眼分泌物过多，应用新鲜药液多洗几次。

（3）熏洗完毕后，用干毛巾轻轻擦干眼部，然后闭目休息 5 ~ 10 分钟（图 3-167）。

4. 坐浴熏洗法

（1）按照病症确定用药处方，准备好脸盆、横木架或坐浴椅、毛巾。

（2）将煎好的药汤趁热倒入盆内，在盆上放置横木架，老年人暴露臀部坐在横木架上进行熏疗；或用坐浴椅，将盆放在椅子下熏疗。待药汤不烫手时，将臀部浸入盆中泡洗（图 3-168）。

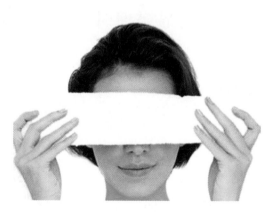

图 3-167 　眼部熏洗后擦干眼部

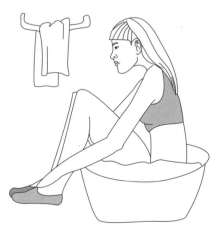

图 3-168 　坐浴熏洗

（3）熏洗完毕后，用干毛巾擦干，更换干净内裤。一般每天熏洗 1 ~ 3 次，每次 20 ~ 30 分钟。其疗程视调理效果较佳为准。

三、注意事项

（1）注意保温，室内应温暖避风，暴露部分尽可能加盖衣被。

（2）注意掌握药液温度，防止烫伤皮肤。使用局部熏法时，药物置于熏管内时务必压紧压牢，防止点燃的药物炭火脱药灼伤皮肤，烧坏衣物。居室熏烟时，点燃的药物要远离易燃物，防止失火。适应范围：痔核的脱垂、嵌顿、血栓，肛周组织的水肿、红肿发炎的调理。

（3）对于被包扎的患部，洗时应揭去敷料，熏洗完毕，应更换敷料，重新包扎好。

四、禁忌证

（1）出现大范围感染性病灶且已化脓破溃时，禁止使用局部熏疗。

（2）有过敏性哮喘病者禁用香包熏法。

五、综合应用

中医熏洗法具有无痛苦、无危险的优点，药物直接作用于病变局部，具有活血化瘀、通络止痛、清热解毒、利湿消肿、改善肢体微循环等多种功能（图 3-169）。

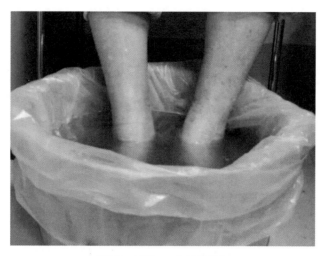

图 3-169 中医熏洗

中药熏洗法适用于下列病症。

1. 脚气

足熏洗方：地肤子、蛇床子、苦参、白鲜皮、川黄柏、红花、防风、大枫子各 20 克。每日 2 次，每次 15～20 分钟，先熏后洗。该方法具有祛风除湿、杀虫止痒的功效。

2. 踝关节扭伤

踝关节扭伤可用"扭伤洗方"，具有活血化瘀、消肿止痛的功效。

3. 骨折后遗症

骨折后骨痂已经形成者及软组织损伤所发生的局部瘀血肿胀疼痛，可用"当归透骨汤"熏洗。

4. 冻疮

冻疮可用"当归赤芍汤"，具有温通散寒、补阳活络的功效。

第四部分
老年人日常其他康复调理方法

第一讲　运动康复调理

　　体育运动不仅可以给老年人生理带来正面效益，如稳定血压、调理肠胃、控制体重、对抗衰老等，还能够为老年人心理带来一种极强烈、愉悦的情绪和体验，提高老年人对焦虑、沮丧等心理负面情绪的免疫能力，对老年人心理和身体健康都有积极影响。本节将介绍适合老年人运动的康复调理项目和运动时的注意事项。

一、八段锦

（一）八段锦相关知识

1. 好处

八段锦对身体的好处，简单概述为滋阴助阳、培元补气、疏通经络、活血生津。长期锻炼可使人强身健体、聪耳明目、延年益寿。用现代科学医术分析，就是活动全身关节、肌肉、调节精神紧张、改善新陈代谢、增强心肺功能、促进血液循环，从而提高人体各个生理机能。

中医认为，人体经络堵塞，就容易引发病痛，打通经络后，能够祛除风、寒、湿、痰、淤等各种邪气，使气血与各种营养物质在经络内正常运行，而送达人体的五脏六腑，保持四肢百骸、五官九窍的能量平衡，就会浑身轻松，轻易不会得病。

2. 特点

（1）八段锦为徒手定步功法，不需要任何设备及场地要求；身法端庄，姿势舒展大方，动作简单易学，因此男女老少均可练习此功。瘦弱者可健壮，体胖者能减肥。

（2）节省时间，全套练习不过 10 多分钟，每日晨、晚各锻炼一遍便可。一般饭后 0.5 ~ 1 小时后适合练习；练完八段锦，过 0.5 ~ 1 小时后再吃饭比较好，否则会影响消化功能，易导致胃肠不适；同时，建议在练完八段锦后 0.5 ~ 1 小时再洗澡。

（3）八段锦有八个动作，每个动作都能调动身体的不同部位运动起来，内功感受明显，气感强，只要姿势正确，很多人坚持 3 ~ 6 个月，明显发现身体的改善。只要坚持练下去，练习方法正确，一定会受益匪浅；长期坚持，实为一种享受，其乐无穷。

（4）每逢节气、天体运动的节点，自然能量变动大，此时锻炼八段锦可疏通经络，效果更明显。

（二）基本动作

基本手型如图4-1所示。

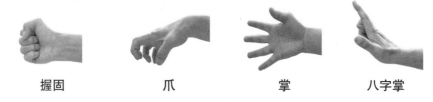

握固　　　　　爪　　　　　掌　　　　　八字掌

图4-1　基本手型

基本步型如图4-2所示。

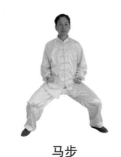

马步

图4-2　基本步型

（三）动作呈现

1.预备势（图4-3）

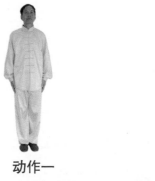

动作一　　　　　　　　动作二

图4-3　预备势

2. 第一式，两手托天理三焦（图 4-4）

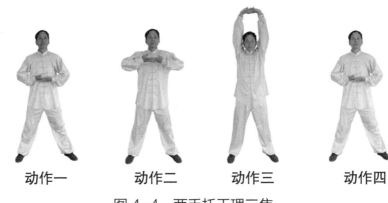

动作一　　　动作二　　　动作三　　　动作四

图 4-4　两手托天理三焦

本段重复做三遍。

注意：两手上托时，小腹微回收，不要挺肚翘臀。上托到极致时，要注意保持上下抻拉感，此时可以屏住呼吸片刻，以不憋气为度。

3. 第二式，左右开弓似射雕（图 4-5）

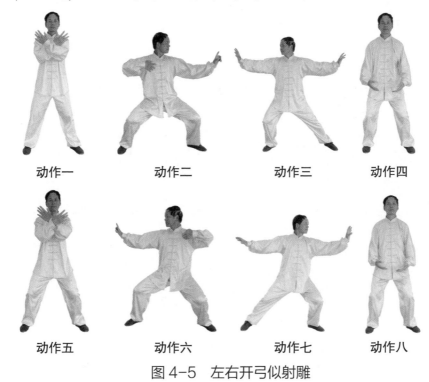

动作一　　　动作二　　　动作三　　　动作四

动作五　　　动作六　　　动作七　　　动作八

图 4-5　左右开弓似射雕

本式一左一右为一遍，共做三遍。

注意：一是意守下丹田，二是左右往后瞧，而瞧的关键是脊柱从上向下、从下向上地转动。

4. 第三式，调理脾胃须单举（图4-6）

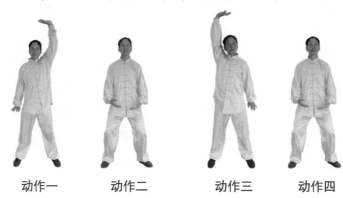

动作一　　　动作二　　　动作三　　　动作四

图4-6　调理脾胃须单举

本式一左一右为一遍，共做三遍。

注意：单举时，上升的手呈螺旋状上升，上撑下按时，力在掌根，舒展身体，体会中焦脾胃被拉伸的感觉。注意用力均匀，保持身体中正不偏倚。

5. 第四式，五劳七伤往后瞧（图4-7）

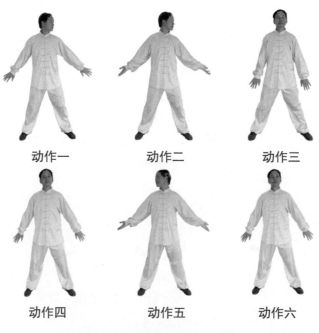

动作一　　　　　　动作二　　　　　　动作三

动作四　　　　　　动作五　　　　　　动作六

图4-7　五劳七伤往后瞧

本式一左一右为一遍，共做三遍。

注意：头颈先拧动，带动脊柱，不忘配合吸气。

6. 第五式，摇头摆尾去心火（图 4-8）

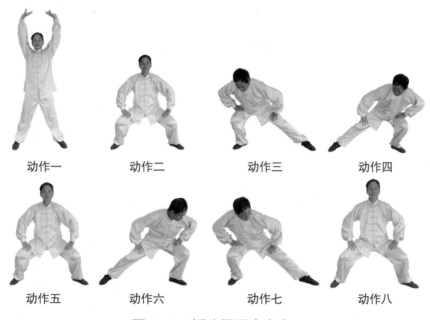

动作一　　　动作二　　　动作三　　　动作四

动作五　　　动作六　　　动作七　　　动作八

图 4-8　摇头摆尾去心火

本式一左一右为一遍，共做三遍。

注意：此式在摇头摆尾时，注意是左右方向移动，不要做旋转。

7. 第六式，两手攀足固肾腰（图 4-9）

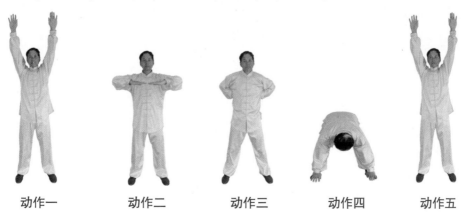

动作一　　　动作二　　　动作三　　　动作四　　　动作五

图 4-9　两手攀足固肾腰

本式共做六遍。

注意：身体后仰应以身体平衡稳固为度，保持全脚掌着地。两手攀足时，两腿膝关节要保持挺直，不可弯曲，并切勿翘头。

8. 第七式，攒拳怒目增气力（图 4-10）

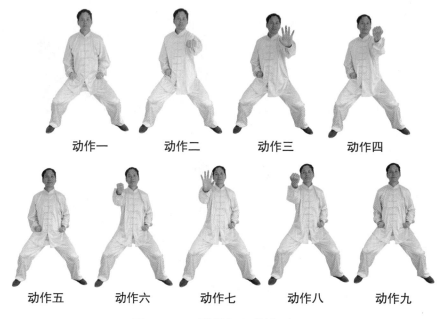

| 动作一 | 动作二 | 动作三 | 动作四 |

| 动作五 | 动作六 | 动作七 | 动作八 | 动作九 |

图 4-10　攒拳怒目增气力

本式一左一右为一遍，共做三遍。

注意：此式操作重点看似在于双手，实则是力发全身。将全身之意气力贯于拳掌，使全身形、气、神都得到充分的锻炼。

9. 第八式，背后七颠百病消（图 4-11）

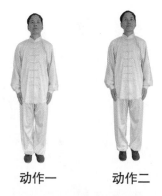

| 动作一 | 动作二 |

图 4-11　背后七颠百病消

本式一起一落为一遍，共做七遍。

注意：脚跟上提时，头顶百会上领，会阴上提，收腹，不要挺肚子，同时沉肩坐腕下按。脚跟下落时，速度要适中，开始要略有缓冲。

10.收势（图4-12）

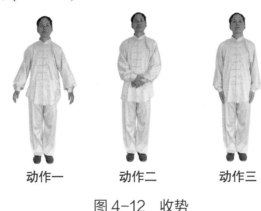

动作一　　　　动作二　　　　动作三

图4-12　收势

二、太极拳

（一）太极拳相关知识

1.好处

太极拳是我国民族传统体育项目之一，是中华民族智慧的结晶。它不仅表现出精湛的技艺，蕴含深刻的哲理，而且具有其独特的医疗保健、养生价值。

2.特点

传统的太极拳，轻松柔和、连贯均匀、圆活自然、协调完整，具有较高的健身养生功效，符合科学健身的规律，对人体的神经、循环、呼吸、消化、骨骼、关节、肌肉等都有积极的影响，能加快血液循环和新陈代谢，提高自身免疫力，对延缓衰老有一定的作用。练功时，要求心静体松，以意领气，以气运身。

3.要领

（1）用意不用力。全身肌肉必须放松，忌用拙力和拙劲。

（2）两足要虚实分明。太极拳的动作最忌犯双重、虚实不分的毛病。两足着地时，身体重心只能支持在左足或右足，不能平均分支在两足上。一虚一实，便于移动，动作必然灵活。太极拳讲的虚实和不能双重的要求，是说虚能转变为实，实能转变为虚。

（3）头要正直。太极拳所谓虚灵顶劲，就是头颈要自然地正直，不要偏斜，这样精神才能振作。目要正视（上眼皮放松），闭口藏舌（口不宜张，齿不宜切），要用鼻呼吸。

（4）肩须轻松。太极拳所谓沉肩垂肘，即要求两肩轻松、两肘松垂，这样上肢动作既能灵活，又将筋络引长。如果两肩不松，形成耸肩，肺部气量就会随之上伸，限于胸式呼吸。气不能深吸到腹部，则会影响呼吸运动。

（5）手要柔软。伸手忌僵硬，手指要舒展，掌心要充实。太极拳要求半握拳，不宜用力，要松柔。握拳若用劲，则肩肘僵硬，不能灵活"运用"。

（6）胸略内含（即舒胸），目的在于解除胸间肌肉紧张。既不要缩胸，也不宜挺胸。

（7）背略直拔。要求脊椎端正、背部肌肉自然松弛，以有助于含胸和松肩垂肘的动作。

（8）腰要端正。练太极拳要求以腰为轴。任何动作都要受腰部的推动而动，腰部必须中正、不偏不倚。

（9）臀部要内收。否则，既影响呼吸运动，又致使身体上下形成两截，不易灵活转动，运动不能完整统一。

（10）腿脚灵活。要做到身随步动、步随身换、变换灵活、虚实分明。

练太极拳的最终目标是要达到"有力是无力，无力是有力"的境界。若能如此，则全身各处定会放松，全身力量定能成为整体，继而发挥运用。如能长期坚持练习太极拳，功夫达到一定程度后，即可建成动力定型（动作自动化），可明显地看到它对人体所起的积极作用，从根本上增强人的体质。

（二）基本动作

1. 基本手型

●拳：四指卷曲握拢，拇指扣压于食指和中指的第二关节上，拳面要平，拳不宜握得太紧。

●掌：五指自然舒展，掌心微含，虎口呈弧形。掌宜微伸，指宜微屈，指缝稍离。

●勾手：五指第一指关节自然捏拢，屈腕，也称吊手。

2. 基本步型（图 4-13）

●弓步：两脚前后分开站立，前腿屈膝，膝尖不超过脚尖，后腿微屈前蹬，脚尖向前倾斜 45 度，全脚着地，两脚横向距离为 10 ～ 30 厘米。

●虚步：两腿屈膝，后脚尖斜向前方，屈膝半蹲，全脚踏实，前腿微屈，脚尖或脚跟点地，两脚横向距离为 5 厘米左右。

●仆步：一腿全蹲，大腿和小腿贴紧，臀部接近小腿，膝部与脚尖稍外展；另一腿自然伸直，脚尖内扣，两脚着地。

●丁步：两腿屈膝半蹲，重心落在全脚着地的支撑腿上，另一脚前脚掌点地于支撑腿的内侧。

●独立步：一腿自然直立，另一腿屈膝提起，大腿膝高于胯根，小腿及脚尖自然向下微内收。

●开立步：两脚平行开立、宽不过肩，两腿直立或半屈蹲。

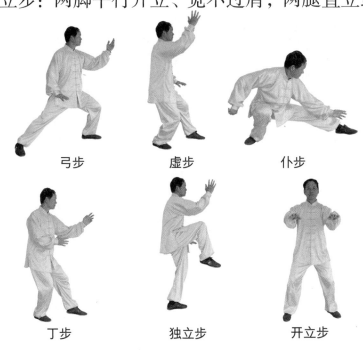

弓步　　　　　　　虚步　　　　　　　仆步

丁步　　　　　　独立步　　　　　　开立步

图4-13　基本步型

（三）动作呈现

1. 第一组动作（图4-14）

●起势：左脚开立、两臂前举、屈膝按掌。

●要点：头颈挺直，注意力集中，沉肩，坠肘，重心在两脚间。

●左右野马分鬃：①左野马分鬃：收脚抱球、左转出步、弓步分手；②右野马分鬃：后坐翘脚、跟步抱球、右转出步、弓步分手；③左野马分鬃：后坐翘脚、跟步抱球、左转迈步、弓步分手。

● 要点：上体竖直，略含胸，双臂弧形，腰为轴。

● 白鹤亮翅：稍左转体、右脚跟步抱球、后坐转体、虚步分手。

● 要点：左按右提要协调，重心后移左膝屈。

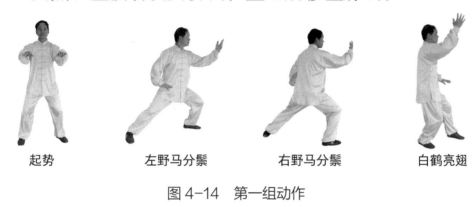

| 起势 | 左野马分鬃 | 右野马分鬃 | 白鹤亮翅 |

图 4-14 第一组动作

2. 第二组动作（图 4-15）

● 左右搂膝拗步：①左搂膝拗步：转体摆臂、摆臂收脚、上步屈肘、弓步搂推；②右搂膝拗步：后坐撇脚、摆臂收脚、上步屈肘、弓步搂推；③左搂膝拗步：后坐撇脚、摆臂收脚、上步屈肘、弓步搂推。

● 要点：坐腕舒掌与松腰弓腿上下协调。

● 手挥琵琶：跟步展臂后坐引手、虚步合手。

● 要点：沉肩坠肘，重心后移。

● 左右倒卷肱：两手展开、提膝屈肘、撤步错手、后坐推掌（重复三次）。

● 要点：前推后撤手线，转体脚掌为轴，眼随后手再转向前。

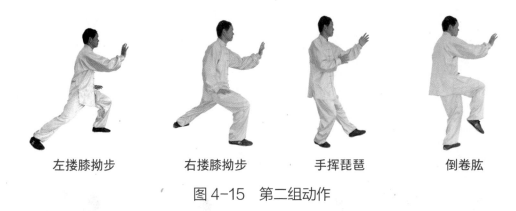

左搂膝拗步　　　　右搂膝拗步　　　　手挥琵琶　　　　倒卷肱

图4-15　第二组动作

3.第三组动作（图4-16）

●左揽雀尾：转体撤手、收脚抱球、转体上步、弓步掤臂、摆臂后捋、转体搭手、弓下前挤、转腕分手、后坐引手、弓步前按。

要点：分手、松腰、弓腿需一致，两手曲线走，手腕与肩平。

●右揽雀尾：后坐扣脚、收脚抱球、转体上步、弓步掤臂、摆臂后捋、转体搭手、弓步前挤、转腕分手、后坐引手、弓步前按。

要点：分手、松腰、弓腿需一致，两手曲线走，手腕与肩平。

右揽雀尾动作与左揽雀尾基本相同，方向相反。

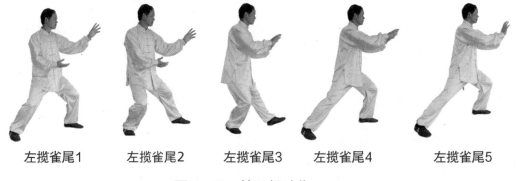

左揽雀尾1　　左揽雀尾2　　左揽雀尾3　　左揽雀尾4　　左揽雀尾5

图4-16　第三组动作

4.第四组动作（图4-17）

●单鞭：转体运臂、右脚内扣、上体右转、勾手收脚、转体上步、弓步推掌。

要点：翻掌前推随转体，眼随掌走目视前。

●云手：后坐扣脚、转体松勾、并步云手、开步云手、并步云手、开步云手、并步云手、扣脚云手。

要点：重心水平向上走，身体转动腰为轴。

●单鞭：转体勾手、左转上步、弓步推掌。

要点：翻掌前推随转体，眼随掌走目视前。

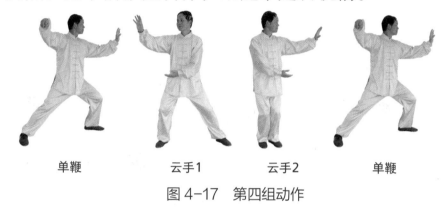

单鞭　　　　　云手1　　　　云手2　　　　单鞭

图4-17　第四组动作

5. 第五组动作（图4-18）

●高探马：跟步托球、后坐卷肱、虚步推掌。

要点：跟步移换重心时，身体不要有起伏。

●右蹬脚：收脚收手、左转出步、弓步画弧、提膝合抱、分手蹬脚。

要点：分手腕与肩齐平，蹬脚脚尖要回勾。

●双峰贯耳：屈膝并手、上步落手、弓步贯拳。

要点：两拳松握体侧走，上臂弧形拳相对。

●转身左蹬脚：后坐扣脚、转体分手、收脚合抱、分手蹬脚。

要点：分手腕与肩齐平，蹬脚脚尖要回勾。

6. 第六组动作（图 4-19）

● 左下势独立：收脚勾手、屈蹲撤步、仆步穿掌、弓腿起身、独立挑掌。

要点：右腿全蹲左腿直，重心起伏要缓慢。

● 右下势独立：落脚勾手、辗脚转体、屈蹲撤步、仆步穿掌、弓腿起身、独立挑掌。右下势独立动作与左下势独立相同，方向相反。

要点：左腿全蹲右腿直，重心起伏要缓慢。

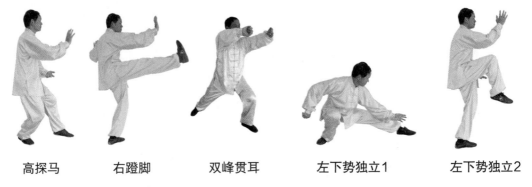

| 高探马 | 右蹬脚 | 双峰贯耳 | 左下势独立1 | 左下势独立2 |

图 4-18　第五组动作　　　　图 4-19　第六组动作

7. 第七组动作（图 4-20）

● 左右穿梭：落脚抱球、转体上步、弓步架推、后坐撇脚、收脚抱球、转体上步、弓步架推。

要点：完成姿势面向斜前方，一手上举，一手前推。

● 海底针：跟步提手、虚步插掌。

要点：上体竖立，重心落在右腿上。

● 闪通臂：收脚提手、弓步推掌。

要点：松腰松胯体挺直，推掌弓腿要协调。

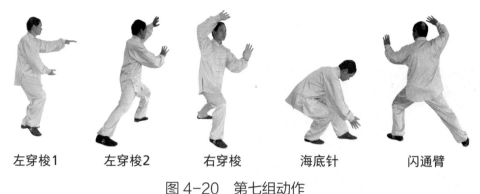

| 左穿梭1 | 左穿梭2 | 右穿梭 | 海底针 | 闪通臂 |

图 4-20　第七组动作

8. 第八组动作（图 4-21）

●转身搬拦锤：后坐扣脚、收腿握拳、摆步搬拳、上步拦掌、弓步打拳。

要点：左手侧向画弧拦，右拳松握腰际出。

●如封似闭：穿手翻掌、后坐引手、弓步前按。

要点：重心前后移动缓，双手推掌随重心。

●十字手：后坐扣脚、弓步分手、交叉搭手、收脚合抱。

要点：两臂环抱需圆满，沉肩坠肘头上顶。

●收势：翻掌前撑、分手下落、收左脚还原。

要点：全身放松气下沉，收脚还原手下落。

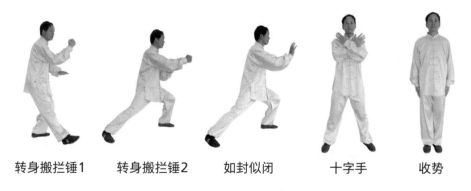

| 转身搬拦锤1 | 转身搬拦锤2 | 如封似闭 | 十字手 | 收势 |

图 4-21　第八组动作

三、广场舞

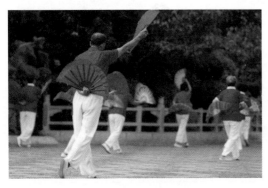

图4-22 广场舞

广场舞通常在广场开展，以歌舞形式呈现（图4-22）。它是一种开放性、自发性、娱乐性、健身性、群众参与广泛，具有一定艺术美感的舞蹈形式，是现代老年人热衷的体育锻炼之一。其明快的节奏能有效地改善人体神经系统，调节情绪，增强心理调节能力。

广场舞都是在集体环境中进行的，因为大家拥有共同兴趣和爱好聚集在一起，跳舞的动作与音乐的感染力形成共鸣，能增进人与人之间的彼此交往和了解，有助于人际关系的改善与和谐。在翩翩起舞的过程中，其注意力必然集中在欣赏优雅的舞曲音乐，并随着音乐节奏将内心情感抒发在舞姿上。由于注意力的转移，这会使身体机能得到调整和充分休息，因此参加这项运动能消除日常积累下来的紧张情绪并且可以缓解压力。根据老年人追求的境界不同进行锻炼，其动作的要求和难度多种多样。这有益于老年人的观察力、注意力、动作记忆、想象力的延续。

四、其他运动项目

老年人可根据自身情况选择一些其他速率均匀、动作缓慢、强度不大的活动，如慢跑、步行、保健操等运动。

五、老年人运动注意事项

1. 安全第一

运动前，先进行5～10分钟的热身和整理运动，以防突发疾病，而造成机体的损伤。运动后，给予充足时间拉伸恢复。

老年人运动时，应根据自己的年龄、体质状况、身体素质、兴趣爱好、所处环境条件等选择合适的运动项目。运动的方式、方法须与老年人的生理、心理相适应，不宜参加激烈、速度快、强度大、迅速改变体位、带有身体接触、竞争性强的运动。

2. 循序渐进与持之以恒

老年人可以通过运动，达到机体功能的逐步提高，但老年人的运动量和强度应以自己的体能和健康状况为基础，循序渐进，并持之以恒，才可达到增强老年人的体质、防治疾病的目的。

3. 选择合适的运动场地

应尽量选择空气新鲜、安静清幽的地方进行运动。遇到恶劣的空气或气候变化时，可在室内进行活动。

4. 不宜进行屏气锻炼、运动争抗和竞赛

老年人的呼吸肌力量减弱，如果在运动时屏气，易损坏呼吸肌甚至发生支气管咯血现象。例如，不宜进行引体向上、俯卧撑等运动。

老年人不宜进行大强度运动，过大强度的运动使心脏负担加大，易导致缺氧昏晕现象。尤其是心脏病或高血压患者，快速运动将导致脉率和血压骤然升高而发生意外。

第二讲　日常膳食营养调理

民以食为天，三餐营养均衡对老年人的身体健康以及某些慢性疾病的预防具有重要作用，而营养不良、营养过剩和营养失衡会加快衰老的进程，严重营养失衡甚至可以诱发多种老年慢性疾病的发生，如高血压、糖尿病、肿瘤、肥胖症以及动脉粥样硬化、冠心病、高脂血症、脑卒中等心脑血管疾病。

本讲将从食物主要营养、常见老年人营养素缺乏及补充、老年人合理饮食原则三个方面对老年人饮食进行介绍。

一、老年人膳食营养基础知识

人类为了维持生命和健康，保证正常的生长发育和从事各种劳动，每日必须摄入一定数量的食物（图 4-23）。食物中含有人体所需的营养素，营养素包括七大类：蛋白质、脂肪、碳水化合物、维生素、矿物质、水和膳食纤维。蛋白质、脂肪、碳水化合物的摄入量较大，称为宏量营养素。维生素、矿物质需要量较小，称为微量营养素。碳水化合物、脂肪、蛋白质在体内经氧化分解，产生一定的能量，以满足人体对能量的需要，称为产能营养素。食物在体内经过消化吸收后，在代谢过程中有各种形式的能量转换，能量转换可以维持各种生理机能及其相互协调。健康的机体能量代谢平衡，一旦失衡，将有碍机体的正常生活。

食物摄取过多，能量的摄取量大于消耗量，剩余的能量以

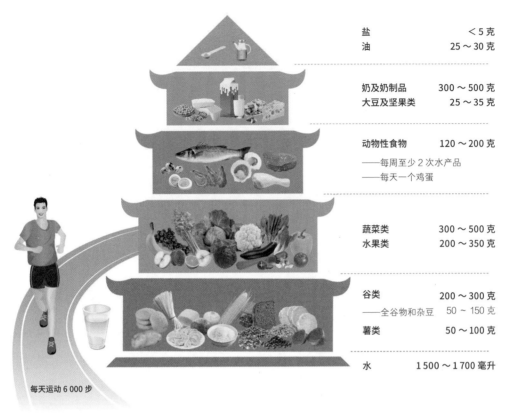

盐	＜5 克
油	25～30 克
奶及奶制品	300～500 克
大豆及坚果类	25～35 克
动物性食物	120～200 克
——每周至少 2 次水产品	
——每天一个鸡蛋	
蔬菜类	300～500 克
水果类	200～350 克
谷类	200～300 克
——全谷物和杂豆	50～150 克
薯类	50～100 克
水	1 500～1 700 毫升

每天运动 6 000 步

图 4-23　膳食宝塔

脂肪的形式储存于体内，体型则会偏于肥胖，甚至发生疾病。反之，食物摄取不足，能量的摄取量小于消耗量，身体逐渐消瘦，也会带来一系列不良后果。在 24 小时内，人体从事各种活动所需要的能量，即为能量需要量。能量是营养素需要量中应该首先考虑的，它除了是机体维持生命活动的基本条件外，对其他营养素的需要量也有很大影响。人体能量的供给主要来源于蛋白质、脂肪和碳水化合物。

（一）蛋白质

蛋白质与人体的生长发育和健康有密切关系，在人类营养中占有非常重要的地位。蛋白质含量是食物蛋白质营养价值的基础。蛋白质广泛存在于动植物食物中（图4-24）。动物性食物，如肉、鱼、蛋、奶的蛋白质含量一般在10%～20%，均属于优质蛋白质。植物性蛋白质，如谷类、薯类、豆类等，其中豆类的蛋白质含量较高，干豆类为20%～40%，且含有各种必需氨基酸，是唯一能代替动物性蛋白质的植物蛋白，也属于优质蛋白质，但含硫氨基酸含量略低；谷类为6%～10%，赖氨酸和色氨酸含量低，而含硫氨基酸含量较高，可与豆类互补；薯类为2%～3%，蔬菜水果类极低；坚果类，如花生、核桃、葵花籽等蛋白质含量为15%～25%，可作为蛋白质来源的一个很好补充。由此可见，花生、黄豆、鱼、瘦猪肉都是很好的食物蛋白质来源；而选择大米作为膳食唯一的食物来源，其蛋白质显然不能满足人体蛋白质的需要量。

（二）脂类

脂类是人体重要的营养物质，包括脂肪和类脂两大类（图4-25）。类脂包括磷脂、糖脂、固醇类、脂蛋白等。脂肪摄取过多，会在体内积累，体重增加，引起肥胖。肥胖者易患动脉

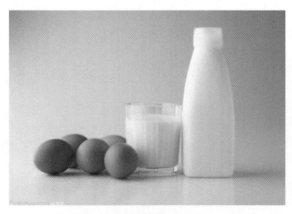

图4-24 富含蛋白质食物

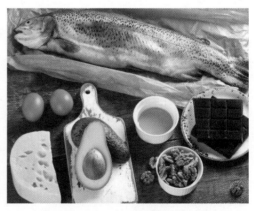

图4-25 富含脂类食物

硬化、高血压、糖尿病以及胆石症，甚至形成脂肪肝。多不饱和脂肪酸氧化脂质，破坏生物膜的结构，影响细胞功能，促使衰老。因此，重视合理的脂类营养，对防止疾病和衰老都有重要意义。

脂肪酸是构成脂肪、磷脂及糖脂的基本物质，多数脂肪酸在人体内均能合成。必需脂肪酸是指机体内不能合成，但又是生命活动所必需，一定要由膳食供给的一些多不饱和脂肪酸。必需脂肪酸中亚油酸在人体内能转变为亚麻酸和花生四烯酸。其中最为重要的是亚油酸，亚油酸能明显降低血胆固醇，而饱和脂肪酸却显著增高血胆固醇。一般植物油中亚油酸含量高于动物脂肪，其营养价值优于动物脂肪，但椰子油、棕榈油的亚油酸含量很低，饱和脂肪酸含量高。

无论是动物性或植物性食物，都含有脂肪，但含量多少不尽相同。谷类食物脂肪含量比较少，为 0.3% ~ 3.2%。但玉米和小米可达 4%，而且大部分的脂肪集中在谷胚中。例如，小麦粒的脂肪含量约为 1.5%，而小麦的谷胚中则含 14%。一些油料植物种子、硬果及黄豆中的脂肪含量很丰富。通常所用的食用植物油有豆油、花生油、菜籽油、芝麻油、棉籽油、茶籽油、葵花籽油、米糠油及玉米油等。除椰子油外，其他植物油中饱和脂肪酸含量少，多不饱和脂肪酸含量高。动物性食物中含脂肪最多的是肥肉和骨髓，高达 90%，其次是肾脏和心脏周围的脂肪组织、肠系膜等。一些海产鱼油中含有高量的二十碳五烯酸（EPA）和二十二碳六烯酸（DHA）。这两种脂肪酸具有扩张血管、降低血脂、抑制血小板聚集、降血压等作用，可以防止脑血栓、心肌梗死、高血压等老年病。因此，老年人在日常饮食中应合理膳食，控制脂类的摄入，减少高血压、高血脂及其他因血脂过高引起的疾病。

（三）碳水化合物

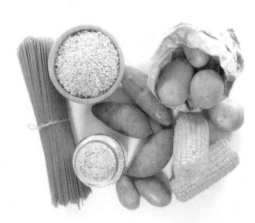

图4-26　富含碳水化合物类食物

碳水化合物是人体必需的营养素之一，食物中的碳水化合物是世界上大部分人群取得能量的最经济和最主要的来源（图4-26）。含碳水化合物的食物一般价格便宜，容易获得，而且这种物质在人体内氧化较快，能及时供应能量满足机体需要。人体能量的60%来自碳水化合物。碳水化合物的膳食来源较为丰富，主要来源于植物性食物，如粮谷类（70%～75%）、根茎类蔬菜、薯类（20%～25%）、豆类（50%～60%）；食糖也是碳水化合物的一个来源，主要是蔗糖；水果和蔬菜中也含有一定量的单糖，另外还含有果胶和膳食纤维。中国营养学会推荐，我国成人每日碳水化合物摄入量应满足其产能量占人体每日能量总需求的60%～65%。

（四）维生素

维生素是人体必需的七种营养素之一。维生素都是自然存在于食物中，人体需要量很少且不能合成（图4-27）。

有特殊生理意义的维生素包含维生素 A、维生素 B、维生

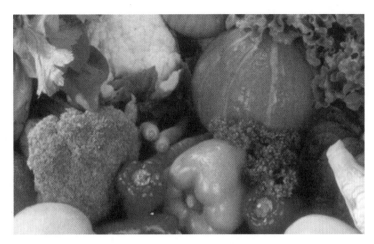

图 4-27　富含维生素类食物

素 C、维生素 D、维生素 E 等。许多因素可导致人体维生素不足或缺乏，常见原因有：

（1）膳食中供给量不足，如食物本身含量不高、烹调加工不当的破坏等。

（2）人体吸收利用降低，如消化系统疾病引起，或膳食中脂肪含量低时，可能影响脂溶性维生素吸收。

（3）维生素需要量相对增高，如特殊生活环境条件中、某些疾病（长期发热、慢性消耗性疾病）等，均引起需要增加。

通常，轻度维生素缺乏常不出现临床症状，但会引起人体抵抗力下降和劳动效率下降。当达到严重缺乏时，则会出现相应的特殊表现。但值得注意的是，维生素制剂或维生素强化食品的补充不可盲目进行，要有针对性，且需在医生指导下进行，尤其是服用剂量不宜过大，否则，会发生中毒。

（五）矿物质

矿物质是存在于人体内，除碳、氢、氧、氮元素以外的其他所有元素的统称（图 4-28）。人体已发现有 20 余种必需的矿物质，占人体质量的 4%～5%。其中，含量较多的（含量大于体重的 0.01%）为钙、磷、钾、钠、氯、镁、硫 7 种，每天膳食需要量都在 100 毫克以上，称为常量元素。另外一些含量低微，含量低于体重的 0.01%，称为微量元素，常见的有铁、碘、铜、锌、锰、钴、钼、硒、铬、镍、硅、氟、钒等元素，同样也是人体必需的。

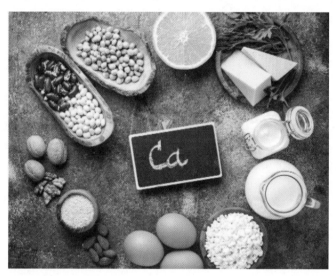

图 4-28　富含矿物质类食物

每天都有一定数量的矿物质从各种途径排出体外，因而必须通过膳食予以补充。其缺乏或过多都能致病，只有在合适的浓度范围，才有益于人体的健康。影响其在人体内的平衡的主要因素有摄入、消化与吸收、人体需要量、代谢、人体消耗量与疾病等。

1. 老年人钙的缺乏

老年人易出现钙的缺乏，发生骨质疏松症，在 40～50 岁以后，骨钙的溶出大于生成，骨质量开始下降且女性比男性早。

随着年龄增加，钙吸收下降，老年人钙吸收极差。植物成分中的植酸盐、纤维素、糖醛酸、藻酸钠和草酸可降低钙的吸收。对于含草酸多的食物（如菠菜、蕹菜、苋菜等），其钙难于吸收且影响其他食物钙的吸收。选择供给的食物时，不仅应考虑钙含量，还应注意草酸含量。奶和奶制品是食物中钙的最好来源，不但含量丰富，而且吸收率高，是婴幼儿最佳钙源。蔬菜、豆类和油料种子也含有较多的钙。小虾米皮、海带等含钙也特别丰富。

2. 老年人铁的缺乏

食物中的铁主要是三价铁，必须在胃中经过胃酸的作用使之游离，并还原成二价铁后才能被肠黏膜所吸收。食物中的铁可分为血红素铁和非血红素铁两类。血红素铁主要存在于动物性食物中，是以血红蛋白及肌红蛋白的原卟啉形式存在的结合铁，其吸收率较非血红素铁高。另一类则为非血红素铁，主要存在于植物性食物中，其吸收率较低。动物性食品铁的吸收率一般高于植物性食品。

老年人由于铁摄入不足或吸收不良，需要量增加，丢失过多，造成铁缺乏，即营养性缺铁性贫血。该病起病缓慢，轻者无明显症状，仅表现为面色苍白、口腔黏膜和眼结合膜苍白无血色。严重者有头昏、耳鸣、乏力、食欲低下、体重增长缓慢、记忆力减退、思想不集中等症状。

铁缺乏的预防可采取以下措施：改进膳食组成，增加含铁丰富及其吸收较高的食品；增加膳食中的维生素 C；发展铁强化食品。动物性食品肉类（如肝脏、瘦猪肉、牛羊肉等）以及动物血不仅含铁丰富而且吸收率很高，但鸡蛋和牛乳的铁吸收率低。植物性食物则以黄豆和小油菜、芹菜、鸡毛菜、萝卜缨、荠菜等铁的含量较高，黄豆中的铁不仅含量较高，而且吸收率也较高，是铁的良好来源。

（六）膳食纤维

膳食纤维主要是不能被人体消化道内消化酶所消化且不被人体吸收利用的多糖（图4-29）。膳食纤维被誉为人类的第七大营养素。老年人缺乏膳食纤维易出现便秘，而膳食纤维则能增加粪便的体积和重量，加快肠胃蠕动促使排便。如果食物在肠内时间太长，则肠道微生物代谢产生的有害物质及分解的酵素长时间与肠黏膜接触，结果造成有害物质的吸收和黏膜细胞受到伤害。一些便秘者由于粪便在体内停留时间过长，各种毒素的吸收是肠道肿瘤发生的最主要原因。患有糖尿病的老年人，更需要及时补充膳食纤维。研究证实，可溶性膳食纤维在降低

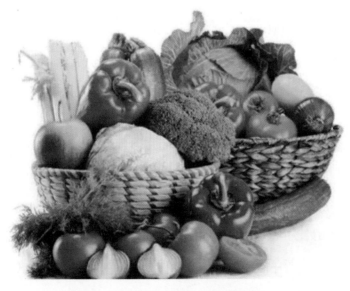

图4-29　富含膳食纤维类食物

餐后血糖、胰岛素、胆固醇浓度方面比不溶性纤维要好。

膳食纤维主要来自植物细胞壁的复合碳水化物，其主要存在于谷、薯、豆类及蔬菜、水果等植物性食品中。生活中常见食物膳食纤维含量（每100克 含膳食纤维量）：大豆含15.5克、玉米（黄、干）含14.4克、燕麦片含13.2克、海带（鲜）含11.3克、小麦含10.8克、花生含7.7克、菠菜含3.0克、胡萝卜含2.3克、芹菜含 2.1克、苹果含1.8克。

（七）老年人合理饮食原则

1.食用易咬、易消化的食物

老年人随着年龄的增长，身体的各项机能也在逐渐衰退，特别是消化系统的衰退。因此，老年人应尽量避免不宜食用或不易消化吸收的食物，以免加重消化系统的负担和压力。

2.粗粮与细粮搭配

细粮原则上指加工后的成品粮，如面粉和大米等；粗粮是相对精米、白面等细粮而言的，主要包括谷类中的玉米、紫米、高粱、燕麦、荞麦、麦麸等，以及各种干豆类，如黄豆、青豆、赤豆、绿豆等。粗粮或全谷类食物血糖指数较低，可延缓糖的吸收。这样既能促进营养的吸收，又能达到营养均衡。

3.注重营养比例

老年人易患慢性疾病，其膳食营养及其比例更应该格外注意，主要归纳为以下四点：

（1）注意钙和维生素的摄入。老年人容易出现骨质疏松和骨折的现象，其主要原因是老年人对钙的吸收能力下降。

（2）注意优质蛋白的摄入。蛋白质是机体细胞、组织和器官的重要组成部分，是一切生命的物质基础。而一切生命的表现形式，本质上都是蛋白质功能的体现，因此老年人更应该注意蛋白质的摄入。

（3）注意防止脂肪的过度摄入，特别是动物脂肪的摄入，以免加重身体负担。

（4）坚持少食多餐原则。少食多餐有两方面的作用：一是减轻老年人消化系统的负担；二是更好地均衡老年人所需的膳食营养。

4. 针对不同的慢性疾病，采取不同的饮食原则

（1）对患有心脏病和冠心病的老年人，可以增加谷类和蛋白质的摄入。

（2）对患有糖尿病的老年人，可以增加膳食纤维的摄入，减少糖类的摄入，特别是白糖、红糖、葡萄糖以及糖制甜食。

（3）对患有高血压和高血脂的老年人，可以减少钠盐和脂肪的摄入，增加蛋白质的摄入，多吃一些蔬菜和水果，同时戒烟、戒酒。

（4）对患有慢性胃炎的老年人，需要注意两个方面：一是食用易消化的食物；二是注意食物的温度，不能过热，也不能过凉。

二、老年人膳食特点

1. 数量少一点

老年人每天唾液的分泌量是年轻人的 1/3，胃液的分泌量也下降为年轻时的 1/5，因而稍微吃多一点，就会肚子胀、不消化。所以，老年人每一餐的进食量应比年轻时减少 10% 左右，同时要保证少食多餐。

2. 质量好一点

蛋白质对维持老年人机体正常代谢、增强机体抵抗力具有重要作用。一般老年人，每千克体重需要 1 克蛋白质，应以鱼类、禽类、蛋类、牛奶、大豆等优质蛋白质来源为主。

3. 蔬菜多一点

多吃蔬菜对保护心血管和防癌很有好处，老年人每天都应吃不少于 250 克蔬菜。

4. 菜要淡一点

老年人的味觉功能有所减退，常常是食而无味，总喜欢吃味重的食物来增强食欲，这样无意中增加盐的摄入量。盐吃多了会加重肾负担，可能降低口腔黏膜的屏障作用，增加感冒病毒在上呼吸道生存和扩散的概率。因此，老年人每天食盐的摄入量应控制在 5 克左右，同时要少吃酱肉和其他咸食。

5. 品种杂一点

要荤素兼顾，粗细搭配，品种越杂越好。每天主副食品（不包括调味料）不应少于 10 种。

每个人都应该了解饮食保健知识，特别是一些老年人，更应该多加注意。平时要多加注意自己的饮食，多吃一些瓜果蔬菜比较好。

三、老年人营养配餐

老年人可搭配牛奶蒸蛋、青蒜烧豆腐、山药大枣粥等营养餐（图 4-30 至图 4-32）。

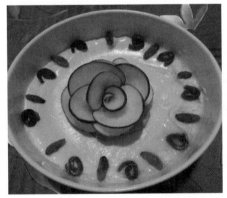 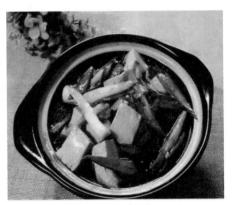

图 4-30　牛奶蒸蛋　　　　图 4-31　青蒜烧豆腐

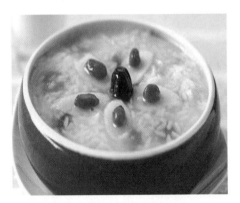

图 4-32　山药大枣粥

参考文献

[1] 王键. 中医基础理论 [M]. 2 版. 北京: 中国中医药出版社, 2016.

[2] 汪瀛乐. 腧穴学 [M]. 苏州: 江苏科学技术出版社, 1989.

[3] 袁银根. 中医基础学 [M]. 苏州: 江苏科学技术出版社, 1998.

[4] 奚中和. 中医学概要 [M].3 版. 北京: 人民卫生出版社, 2013.